MW01506234

Medicina China y Flores de Bach

Pablo Noriega

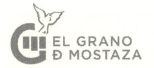

EL GRANO
Đ MOSTAZA

Medicina China y Flores de Bach
Autor
Pablo Noriega

Diseño cubierta y maquetación
Félix Lascas
Corrección ortotipográfica y estilo
Olga Montobbio

Primera edición en España
Marzo 2012

© 2012 para la edición en España
El Grano de Mostaza

Depósito legal
B-12002-LV

ISBN
978-84-939311-6-2

EDICIONES EL GRANO DE MOSTAZA, S. L.
Carrer de Balmes, 394 ppal. 1.ª
08022 Barcelona

«Cualquier forma de reproducción, distribución, comunicación pública o transformación de esta obra solo puede ser realizada con la autorización de sus titulares, salvo excepción prevista por la ley.
Diríjase a CEDRO (Centro Español de Derechos Reprográficos) si necesita fotocopiar o escanear algún fragmento de esta obra
(www.conlicencia.com; 91 702 19 70 / 93 272 04 45)».

Prólogo

Si fuera más cínico, lo que sentiría ante la aparición de este libro sería alivio. «¿Cómo se llama el libro de Noriega?» «¿No hay ningún libro que relacione Medicina China y Flores de Bach?» «¿Cuándo sale el libro de Pablo?» Estas y otras preguntas parecidas de alumnos, colegas y pacientes me han venido persiguiendo cotidianamente hasta ahora y durante años, con una continuidad recalcitrante. Solo debe existir una persona, el propio Pablo Noriega, que haya sufrido esto y mucho más. Y, lo peor del caso, es que yo no podía hacer otra cosa que insistirle, sobre todo cuando venía a Barcelona, una vez más sobre la necesidad de escribir el dichoso libro, casi como el familiar o el amigo que apremia al alcohólico o al toxicómano para que inicie una terapia de deshabituación. ¿Por qué no podía publicar el material que una y otra vez nos había ofrecido en los cursos?

Pero ahora, ante la lectura de su manuscrito, entiendo perfectamente el porqué un trabajo de estas características no puede ser algo precipitado. Precisamente, quien conecta con la sabia filosofía oriental, como el autor, conoce el valor de no apurar etapas y la conveniencia de ser consecuente con ello.

Creo que no estoy influido por la calidad humana y la amistad que me une a Pablo, al decir que este libro es magnífico.

Primero, porque quien lo escribe sabe perfectamente de lo que habla. Conoce muy bien, a pesar de su modestia, las dos disciplinas que aborda. Segundo, porque no se trata de una primera aproximación, como él comenta, sino de una más que fundamentada integración entre la Medicina China y las Flores de Bach.

La introducción me parece absolutamente esclarecedora. La profundización en cada órgano desde la perspectiva de la Medicina China, brillante. Pero lo más interesante es que las Flores de Bach no están forzadamente apelotonadas al final del libro en un aislado y tímido apéndice, sino que asoman continuamente a lo largo del trabajo, lo que vuelve a confirmar el conocimiento profundo de Noriega.

El relato individual de cada flor desde la Medicina China es absolutamente didáctico y profundo.

Por último, las Cartas de Navegación, me parecen sorprendentemente deliciosas y útiles. Una verdadera guía para los marineros en tierra que aspiramos a navegar en las agitadas aguas de los signos, síntomas, emociones y pensamientos… en el mar del conocimiento, en suma.

Dr. Ricardo Orozco
Barcelona, enero de 2012

Índice

AGRADECIMIENTOS

Desde las raíces, nos vamos haciendo de tantos otros.

La luz es prestada, el cuerpo un instante.

La trama que nos une es ilimitada.

De repente un destello vibra en el aire. Alguien cree que lo hizo nacer, que fue él quien mezcló los azules y las hiedras, las miradas, los licores, las hojas livianas que nunca llegan al suelo y el agua de la noche.

Alguien se ríe, sentado, remoja sus pies en la marea líquida de la vida, alguien que sabe que la trama es infinita, que las raíces están entrelazadas, que estamos hechos de Cielo y Tierra, que el destello de uno fue forjado con pequeñísimas limaduras de la luz de todos.

Ante todo muchas gracias a Jordi del Rey, por la labor que realiza con la editorial y por la confianza en éste trabajo. Agradecimiento que extiendo a toda la gente de la Editorial El Grano de Mostaza.

Llevo mi agradecimiento a Guillermo Stilstein, quien bien temprano nos mostró la puerta de la Medicina China (MCH) y del Tai Chi, con quien recorrimos un camino largo, el que espero que sigamos caminando juntos.

Muchas gracias a la Dra. Diana Carballo, que aceptó mi entusiasmo y me guió entre tantas preguntas, y un abrazo enorme para Héctor Carballo y para la mamá de ambos, Fanny T. Socolovsky para que les llegue en el lugar del infinito en que se encuentren.

Gracias al Dr. Tze Ching Hsiang con quien seguí estudiando acupuntura y MCH. Su trabajo conmigo permitió que la teoría se empezara a unir y desembocara en la práctica.

Mi agradecimiento y cariño a uno de mis maestros y mi amigo, Ricardo «El chino» Fernández Herrero, quien me enseñó en las clases, en los almuerzos, en la consulta, tomando mate... Compartió conmigo su método de nutrición y conocimientos profundos en muchas de las áreas de la MCH, y también momentos familiares durante largos períodos de nuestras vidas.

El Dr. He Yi Ming, con su práctica y humildad, me enseñó sin que me diera demasiada cuenta. Una de sus formas fue ayudarme a mantener la salud con las hierbas chinas.

Por esa misma época, otro gran maestro, el pintor Roberto Bosco. Transmitiendo lo que el suyo, Demetrio Urruchúa, le pasara. Pintura y dibujo, pero mucho más que eso, una forma de ver el mundo muy cercana al Taoísmo. A él y a su familia, la pintora Zulma Gallardo, Cristina y Romina. Un agradecimiento también a un amigo de esa época, el pintor Alejandro Parisi.

Al Dr. Gabriel Carrascosa Solar, compañero y amigo, con quien comparto y aprendo mucho. Gracias.

A la Dra. Ana María Soerensen y al Dr. Edgardo Soerensen, por la formación que recibí por parte de ellos, enormemente generosa, desinteresada y con una gran humildad. Significó un vuelco trascendente en mi forma de concebir la medicina. El aporte que hacen a la medicina naturista, a la medicina biológica, es incalculable. Han formado y forman a mucha gente.

Agradezco las enseñanzas de Bárbara Espeche, en cuya institución estudié terapia floral.

A Eduardo Grecco, gracias a quien puede comenzar a difundir los primeros pasos de este trabajo y acceder a bibliografía sobre MCH de gran valor. Por su intermedio hice los primeros viajes a Barcelona y a México.

Grandes gracias a mi abuelo el Dr. Tomás Argentino Ortíz Luna, grandeza, humildad y cariño, otro de los que aprendí sin saberlo.

A mi tío el Dr. Tomás Alejandro Ortíz Luna quien hace un camino dentro de la medicina que muestra, en la práctica, cómo puede ser la integración.

Muchas gracias a mi amigo, el Dr. Ramiro Velazco, investigador y gran practicante de las medicinas tradicionales. Innovador. Me enseñó en la consulta y en largas horas de compartir conmigo sus conocimientos.

Al Dr. Alfonso Masi Elizalde, homeópata, que me mostró en la acción y en el lapso de tres días, cómo puede curarse una dolencia de varios años.

Al Dr. Eduardo Yahbes, homeópata. Su trabajo conmigo me llevó a otra práctica de mi tarea terapéutica.

Mi agradecimiento a Susana Fryc, directora del Instituto Sadhana, de Buenos Aires, donde vengo desplegando el trabajo con total libertad y apoyo.

A Claudia Stern, directora del Cefyn, de Buenos Aires. Gracias a ella pude comenzar y continuar la difusión del material en dicha ciudad.

A las alumnas colegas de Cefyn, el aprendizaje con ellas es intenso, es puro impulso y cariño. Gracias.

A las alumnas colegas del Instituto Sadhana, más aprendizaje e intercambio de alegría y afecto.

Todas ellas construyen el puente entre la MCH y las Flores.

Muchas gracias a Lourdes Campos y María Julia Falcón del Instituto de Terapeutas Florales Mount Vernon, de Santiago de Chile. El trabajo desinteresado de apoyo y difusión a la terapia floral, junto con la tarea para y con la gente que allí realizan, es inmensa y muy valiosa.

Gracias a la gente de Chile, colegas, alumnos y pacientes.

A mis colegas Carolina Sougarret, Gonzalo Valdés por su apoyo y entusiasmo y a Ronny Cornejo, mis amigos de ese país.

Muchas gracias a mis amigos y colegas del Seminario «Quatripartit», en Barcelona, Ricardo Orozco, Jordi Cañellas y Josep Guarch. Y el otro calvo de Cuba, integrante honorario de la pentacalva Boris Rodriguez. Son mis hermanos.

Con Jordi Cañellas tenemos la alegría de encontrarnos, conversar sobre las Flores y la medicina y que parezca que se abren algunas compuertas mágicas. Gracias también a Marga y a sus hermosos hijos.

Josep Guarch, hermano del alma, profundo, gran terapeuta y astrólogo, con quien compartimos tantas veces en Barcelona y en Buenos Aires. Gracias también a Leire, Pau y Maialen por compartir y recibirme en su casa de Barcelona.

8

Boris Rodriguez, Psicólogo clínico, luchador por el reconocimiento científico de las Flores de Bach.

Gracias por muchas gracias a Ricardo Orozco, por su enorme trabajo con las Flores de Bach, su aporte de los Patrones Transpersonales, gracias a los cuales pude comenzar a tender los puentes entre la MCH y las Flores de Bach, como tanta otra gente con otras disciplinas. Formador inagotable de terapeutas florales. Mi gran y querido amigo. Él impulsó mi trabajo de muchas maneras. La posibilidad de difundirlo y desarrollarlo se la debo a su apoyo incondicional de éstos diez años. Y gracias a Pilar, que junto a Ricardo me reciben en su casa cuando estoy en Barcelona.

Un gran agradecimiento al Institut Anthemon, del cual formo parte y en donde vengo desarrollando, gracias a Ricardo Orozco, una actividad que ya lleva diez años.

Quiero expresar mi gran agradecimiento a la Societat per l'Estudi i Difusió de la Teràpia del Dr. Bach de Catalunya (SEDIBAC), donde tantas veces me invitan a dar talleres y seminarios.

Gracias al Institut Homeopatic de Catalunya, por el trabajo que realicé allí.

Gracias a Gabriel Nieto, director de la Escuela Taoísta del Sur. Su trabajo modificó mi visión de la medicina, de las prácticas Taoístas y me inspiró a cambiar. Gracias a Eduardo Alexander, profesor de Artes Taoístas, investigador que dio a luz una tesis excelente, la cual menciono repetidas veces a lo largo del libro. Gabriel y Eduardo comparten generosamente conmigo y mucha gente más el fruto de su trabajo.

Agradezco a Walter Pampin y Paula Betti, amigos y compañeros de camino en las prácticas. Su cariño, sabiduría y generosidad llegó en los momentos difíciles y en los más simples y tranquilos también.

Gracias a mi muy querido Francesc Marieges, es cierto que parecemos gemelos en tantas cosas. Gracias por tu amistad y cariño, por las largas charlas en Barcelona, Buenos Aires y Uruguay, acerca del Taoísmo, la Medicina China y los mil temas que nos apasionan, por tu libro «El tao del cambio». Y besos y gracias a tu familia, a mi amiga Dinorah y al Sol de Irenita.

Gracias a María E. Ortíz Luna y a Rodolfo Noriega, mis padres.

A Nélida Mir, otra madre. A Oscar Massa, allí donde lo encuentre mi agradecimiento, otro padre. A Jorge Domínguez, otro padre más.

Y para Andrea Rur, mi esposa y colega, compañera de un largo camino. Enormes gracias por el amor, la transformación, la vida y, por supuesto, por haber trabajado tanto en este libro y en el material de innumerables seminarios en todos estos años.

Gracias muy especiales a mi hijo Lautaro Noriega, luz, energía y talento, por toda la ayuda y el tiempo que, en vez de aprovechar para jugar, lo pasé escribiendo y trabajando.

Gracias a todos con el corazón. Gracias a la totalidad. Gracias.

INTRODUCCIÓN

Los caminos se hacen al andar, decía nuestro buen Machado.

Y también el andar es orientado por los caminos que, contra toda previsión, trepan a alturas inimaginables y caen a hondonadas profundas, sin consultarnos en absoluto.

Cambian su dirección y de poco sirven los mapas.

En este libro deseo compartir con los lectores esos recorridos por los cuales más bien fui llevado. Y, apartando la ingenuidad, aceptar, en el mismo acto, que he consentido seguirlos con alegría no exenta de oscuridades.

La Medicina China es un arte, no de los más sencillos. Tiene una estructura construida durante siglos de práctica clínica, firmemente sostenida por un cuerpo teórico que hunde sus raíces en el corazón de la cultura china.

Incorporarle otros conocimientos es, como mínimo, una tarea arriesgada.

Sabiendo que los pueblos bárbaros que se dieron a la tarea de conquistar China invariablemente terminaron asimilándose a su cultura, dando así por tierra con el sueño de forjar una nación a su imagen y semejanza, intentaremos, por un lado, acercar la maravillosa eficacia y sutileza de las esencias florales y, por otro, ofrecer a la terapia floral (TF) sorbos del cristalino e inacabable manantial de la sabiduría médica china.

Este último aspecto abre variadísimas posibilidades, algunas ya exploradas, y el libro acerca puntos de referencia en los cuales vengo trabajando, con el objetivo de estimular el pensamiento y la práctica clínica en esta dirección.

Sé que muchos colegas practican la MCH y utilizan las esencias florales, y que muchos otros, formados en el campo de la TF, se nutren de conceptos y posibilidades diagnósticas de la MCH.

Así, otro objetivo de este libro es proponer el intercambio, el encuentro para enriquecer y construir en conjunto, la parte del puente que nos toque a cada uno.

Como terapeuta floral me encontré en diversas situaciones con consultantes a los cuales les resultaba muy complicado hablar de sus emociones, incluso del esbozo de un sentimiento, en tanto que relatar sus padecimientos corporales no comportaba para ellos ninguna dificultad.

Así comencé a utilizar las relaciones que hace siglos viene estableciendo la MCH, entre las emociones y los trastornos corporales, pudiendo entrever qué Emociones, sentimientos y Psiquismos estaban en juego.

En la observación de los desequilibrios de la Sangre, la Energía y los líquidos corporales, la MCH incluye los disturbios que dichos desequilibrios generan en las Emociones y el Psiquismo.

Lo que subyace a los procesos fisiológicos, emocionales, psíquicos, mentales es la Energía. De su equilibrio en cantidad y calidad dependen incluso las actitudes y la posibilidad de desarrollar las capacidades.

Es mi intención en este libro acercar conocimientos de la MCH que puedan ser de utilidad al terapeuta floral, que aporten orientaciones diagnósticas, de tratamiento, de estrategia en el mismo y que iluminen un costado de las esencias florales hasta ahora no vislumbrado.

Sin duda las Flores guardan muchos rostros que no hemos visto y que se irán develando a la luz de su propia evolución y de las contribuciones de otras disciplinas.

En ocasiones reflexiono a partir de conceptos básicos de la MCH aprovechando su riqueza simbólica; son formulaciones que responden a mi propia experiencia tanto teórica como práctica y que propongo para su aplicación y discusión.

Los practicantes de MCH encontrarán sugerencias de utilización de las esencias en el marco de sus conocimientos, lo que les permitirá incorporar las Flores en la consulta, establecer relaciones y abordar (entre otras posibilidades) la regulación de las emociones y el Espíritu, factores que, de no ser tenidos en cuenta, dan por tierra con muchos tratamientos.

Actualmente, sigo trabajando en relaciones que aporten más posibilidades de aplicación al practicante de la MCH. Sin embargo me pareció apropiado comenzar con un libro que acerque a los terapeutas florales a algunas formas de trabajar con los conocimientos que la MCH tiene acerca del mundo psíquico.

Este libro no contiene todo. Sabemos que eso es imposible. Deja huecos y dudas, para que siga vivo el puente o como cada quien le quiera llamar. También para que las dudas lleven a otros libros, a otros autores, a otros lugares, incluso a otros puentes por fuera de las Flores y la MCH.

Para algunas personas puede ser un puente a... sitios que desconozco totalmente.

Lo que se propone en su interior no es «la verdad de la MCH y las Flores de Bach».

Lo siento como un inicio, aunque hable de cosas que empezaron mucho antes de mí.

Es una mirada de cómo se puede construir y transitar este puente de doble mano.

Queda a disposición para seguir construyéndolo, para ser demolido y vuelto a construir con otros materiales y en otros territorios, o nada. En suma, para que siga su destino.

Como si fuera un barco, lo soltamos al río de los conocimientos que fluyen desde milenios. Ya se verá si flota y navega.

Está claro que lo que aporto surge de la generosidad de mis maestros, que tuvieron la enorme bondad y paciencia de transmitirme lo que ellos a su vez recibieron, por lo cual les estoy profundamente agradecido. Especialmente a Ricardo Orozco, que con su tenacidad, enorme amistad y el concepto de los Patrones Transpersonales, no solo vió nacer lo que sería este libro, sino que fue uno de sus más potentes impulsores.

Como dice uno de mis maestros, el pintor Roberto Bosco: «Somos un eslabón en la cadena. Con suerte, una palabra en el libro».

Si corresponde, que así sea.

MEDICINA CHINA Y FLORES DE BACH

La Medicina Tradicional China que conocemos hoy en día es un conjunto de saberes y de prácticas que se fue forjando a lo largo de milenios.

Durante unos diecisiete siglos se desarrolló en China lo que algunos autores denominan «Medicina China Clásica». Después de este período, la influencia expansiva de la cultura occidental comienza a marcar la declinación de esta forma de concebir la Medicina China.

En 1927 fue prohibida y considerada como un conjunto de supersticiones por parte de los dirigentes políticos, renaciendo después de la Revolución Comunista bajo el nombre de «Medicina Tradicional China», constituyendo una síntesis de la cultura tradicional con la ciencia y las concepciones modernas.

Este proceso excluyó y resignificó conocimientos fundamentales de la Medicina China Clásica por considerarlos de carácter místico.

Lo dicho hasta aquí no pretende quitar el mérito que la Medicina Tradicional China posee, ni dejar de reconocer la necesidad histórica y política para la China de ese momento de manejarse de ese modo respecto de su medicina.

Sin embargo en la Medicina China Clásica es donde encontramos una comunión de ideas y prácticas con los postulados del Dr. Bach.

Siguiendo el trabajo de Eduardo Alexander[8] podemos apreciar tres niveles de saberes y prácticas de la Medicina China Clásica: El Nivel Celeste, el Nivel Humano y el Nivel Terrestre.

Desde el punto de vista del **Nivel Celeste**, la enfermedad sobreviene como consecuencia de ignorar la naturaleza interna y de no llevar adelante el mandato celeste, negándose a utilizar las potencialidades que le fueron conferidas para realizar en el mundo aquello para lo cual fue destinado. Se genera así una desconexión del ser con la fuente primordial de vitalidad.

8«Nutrindo a vitalidade. Questões contemporâneas sobre a Racionalidade Médica Chinesa e seu desenvolvimento histórico cultural». Tese de Doutorado. Instituto de Medicina Social. Universidade do Estado do Río de Janeiro

Es importante, entonces, favorecer el autoconocimiento y el desarrollo de las potencialidades individuales de cada ser, en armonía con la sociedad. Se busca también «sostener indefinidamente el desarrollo de la energía vital».[9] Las prácticas tendientes a lograr la inmortalidad pertenecen a este nivel.

En el **Nivel Humano**, el enfermar es producto de quedar fijado a una forma de percibir y procesar el mundo, lo que determina un tipo de constitución provocándose así excesos, deficiencias y trastornos de la circulación de la Energía en los distintos sistemas. Otros factores de enfermedad son:

- Los disturbios que surgen cuando la persona no adapta su actividad a las particularidades energéticas de cada estación del año.
- La pérdida de la quietud mental y la armonía emocional
- El desgaste de la Esencia, generalmente como consecuencia de la actividad sexual

El cultivo de las Virtudes es considerado una práctica terapéutica que permite reconectar con el proceso de descubrimiento de la naturaleza interna y favorece la disolución de la fijación constitucional. Se busca, además, regular y equilibrar los aspectos mencionados más arriba, para minimizar su incidencia como factores generadores de trastornos, que obstaculizan el cultivo de las Virtudes y el regreso a un estado de salud pleno. La terapéutica en este nivel apunta también a la prevención y a la longevidad.

El **Nivel Terrestre** reconoce como factores generadores de enfermedad a los climas, como el viento, el frío, el calor de verano, la humedad, el fuego y la sequedad; los factores epidémicos, las emociones, la alimentación inadecuada, los excesos sexuales, entre otros.

En este nivel, la práctica está orientada a la cura de las enfermedades, eliminando los Factores Patógenos que la generan y armonizando los desequilibrios. La salud ya está deteriorada y es necesario restablecerla.

---

9 ibídem

Las emociones ya se han constituido en un factor de enfermedad. Son reguladas para que no afecten a los Órganos con los cuales tienen relaciones más estrechas y para no perturbar la circulación de la Sangre y la Energía. En el Nivel Humano, en cambio, se busca armonizar las emociones para que no se constituyan en factores de enfermedad (la prevención es la práctica terapéutica en este nivel) y sobre todo para evitar que perturben la serenidad de la conciencia.

Ya que las emociones son un factor de desequilibrio que está presente en los tres Niveles, podemos comenzar a vislumbrar las posibilidades de acción que tienen las Flores cuando utilizamos este punto de vista. Apreciamos también que los postulados del Dr. Bach tienen un nivel de comunión elevado con el modo de concebir la enfermedad que sostiene la Medicina China Clásica.

Las Flores proponen, además, una forma de cultivar las Virtudes que va mucho más allá de los intentos intelectuales y de las buenas intenciones, lo que muchas veces por sí solo no llega a movilizar lo esencial, lo verdaderamente íntimo y auténtico, como las Flores pueden hacer a partir de permeabilizar la conexión con la fuente.

Desde los postulados del Dr. Bach, sabemos que las Flores nos ayudan a hacer surgir, de entre las convenciones sociales y culturales a nuestra naturaleza interna y a actualizar nuestras potencialidades para poder ejercerlas en el contexto de los dictados del alma; es decir, en la consecución de nuestro destino en armonía con el momento y la sociedad en la que nos toca vivir.

«Cada uno de nosotros tiene una misión divina en este mundo, y nuestras almas usan nuestras mentes y nuestro cuerpos como instrumentos para la realización de esa tarea...»[10]

«... que ciertas hierbas, aportándonos consuelo y desahogo, nos acercan más a nuestra Divinidad interior».[11]

Notable semejanza con la orientación terapéutica del Nivel Celeste y el Nivel Humano de la Medicina China Clásica.

---

10 Dr. Edward Bach, *Bach por Bach*, Ediciones Continente. Buenos Aires, 1993, «Libérense a ustedes mismos». Cap. Dos .

11 Ibidem «Segunda Conferencia Masónica», Segunda parte.

Algunos de los conceptos que desarrollamos en el libro, pueden ayudarnos a comprender distintos aspectos de la Medicina China.

Desarrollaremos las relaciones entre las Flores de Bach y los postulados que las sostienen, con mayor extensión, en un próximo trabajo sobre el Taoísmo y las Flores de Bach.

CAPÍTULO 1

YIN YANG

Ya no suenan tan extrañas estas dos palabras. En el mundo occidental se han difundido asombrosamente, llegando incluso a utilizarse como marca de productos diversos.

Junto con el símbolo moderno del Tai Chi (☯), el Yin y el Yang, han recorrido Occidente y es probable que ya sean más las personas que han oído hablar de ellos que las que no.

Esta difusión, que podríamos llamar masiva es bastante nueva. En la antigüedad los conocimientos que permitían el acceso a la sabiduría y a las ciencias tradicionales eran transmitidos a pocas personas o grupos y de un modo bastante restringido.

La difusión a gran escala de los conocimientos necesariamente simplifica el contenido, por eso mismo dediquémonos a conocer más de cerca esta apasionante visión del Universo.

Los sabios de la antigüedad como Laozi y Zhuang Zhu, nos hablaban del Origen insondable del Universo, el Tao. Nos revelaron que se trata de una unidad que presenta dos aspectos.

Uno trascendente, no manifestado, el no ser, origen de todas las cosas a las cuales sostiene y nutre. Se dice que existía antes de que nazcan el Cielo y la Tierra. Se trata del vacío primordial, que puede encontrarse en los textos mencionado como *WU JI*, a partir del cual se genera el mundo de las formas. Este es un estado de indiferenciación, en el cual la Energía original universal es plena y completa, no pueden ser diferenciadas unas cosas de las otras, no han surgido como algo individual separado de la unidad.

El otro aspecto es el inmanente, el manifestado, el de la multiplicidad de cosas. Se dice de él que surge después del nacimiento del Cielo y la Tierra.

Los dos aspectos que comentamos, si bien los explicamos por separado, recordemos que forman parte de una unidad. El Tao trasciende esta dualidad explicativa.

En el proceso de la manifestación, la Energía toma dos aspectos diferenciados, el Yin y el Yang. El Yang es el polo activo y el Yin es el estático. A partir de la interacción de estos dos polos se producen las formas.

Los sabios antiguos describían la naturaleza de las cosas y los cambios del Cielo y la Tierra valiéndose de Yin Yang.

Esta concepción del Universo es la base y la raíz de todas las ciencias chinas tradicionales desde el arte hasta la ingeniería.

Como en las otras áreas del conocimiento en aquel país, Yin y Yang se constituyen en un pilar fundamental de la disciplina médica, tanto en el terreno de la teoría como de la práctica.

Yin y Yang estuvieron ligados al Sol, a la Luna y a sus características. De forma natural, el significado se fue extendiendo hasta aplicarse al lado oscuro y al lado soleado de una colina. De modo literal se podrían traducir como sombra y luz, respectivamente, o más bien como luz y no luz.

En la escritura china, el carácter que corresponde a Yin hace referencia al costado de la montaña o cerro al que no le da la luz y el que corresponde a Yang al lado iluminado.

Con lo que nos revelan los caracteres ya podemos ir dándonos cuenta de qué podría atribuirse al Yin y qué al Yang. Evoquemos cómo se ve y se siente un sitio a la sombra, en una colina. Hay más oscuridad, más fresco, todo es menos brillante, los ojos descansan un poco, menos heridos por la luminosidad.

En cambio, en el lado en el que la luz es plena, todo está a la vista, podemos ver detalles que son difíciles de percibir en la sombra. Se siente más Calor, todo tiende a estar más activo.

Siguiendo con los caracteres, tanto para Yin como para Yang una parte del mismo significa «cerro, montaña, colina». El relacionado con Yang nos muestra, además, al Sol enviando sus rayos luminosos desde el horizonte. Lo que denota actividad, Movimiento, Calor, proyección.

En tanto que en Yin, además de la parte que representa a la colina, vemos los caracteres: «ahora y nubes». Esas dos palabras refieren a un momento en el que hay menos luz, una nube se interpone entre el Sol y la Tierra. La nube además lleva agua, Humedad. La carga que lleva la nube es más pesada que la pura luz de los rayos del Sol.

En los párrafos anteriores comentamos algunos atributos relacionados con lo que los caracteres de Yin y Yang nos insinúan, con lo que las nociones de lado soleado y lado en la sombra nos ayudan a deducir. Así, lo relacionado con el Calor, la luz, el día, la actividad, lo liviano, son manifestaciones del aspecto Yang.

El frío, la quietud, la oscuridad, la noche, lo pesado, son expresión del aspecto Yin.

De esta manera, vamos comenzando a tener parámetros para clasificar los fenómenos y los objetos según este criterio de Yin Yang, tal como se aprecia en los clásicos de la cultura china y, por supuesto, en los textos más importantes de la Medicina China.

Nada escapa a la clasificación en Yin y Yang. En el mundo de lo manifestado encontramos en cada objeto o fenómeno, el aspecto «soleado» o «nublado», los dos lados opuestos cuyos representantes emblemáticos son el Yin y el Yang.

Estos aspectos opuestos están en conflicto, pero son interdependientes.

Yin Yang nos invitan a percatarnos de la unidad de los opuestos, lo que ciertamente modifica el punto de vista habitual en Occidente, donde los opuestos parecieran no tener ninguna relación entre ellos, como si fueran dos cosas separadas.

De la unidad surge la dualidad. Podemos, entonces, ver a la dualidad como aquello que nos recuerda a la unidad y nos lleva hacia ella.

Se nos hace menos arduo comprender que los opuestos no están desconectados, que se influyen entre sí y que juntos generan el desarrollo de los acontecimientos, se completan y se explican mutuamente.

Desde la antigüedad, Yin y Yang fueron utilizados para comprender y explicar cambios en la naturaleza. La continua transformación y cambio es, como se ha dicho tantas veces, lo único permanente. Si pensamos en términos de absoluto y relativo, el Movimiento, el crecimiento y la declinación son absolutos; ocurren permanentemente. La inmovilidad y el balance son relativos.

El *Canon de Medicina Interna* de Huang Ti dice: «Yin Yang es una ley universal, la clave para analizar y sintetizar las numerosas cosas objetivas, la fuente de todos los cambios y el fundamento interno del nacimiento, la evolución y la extinción. Pese a que existen en el mundo inagotables secretos, nacen sin excepción del Yin y del Yang. Por eso, el diagnóstico y el tratamiento de las enfermedades deben partir del problema esencial del Yin y del Yang».

En la tabla que sigue ampliamos los atributos ya mencionados.

ALGUNAS CORRESPONDENCIAS

YIN	YANG
Oscuridad	Luz
Luna	Sol
Tierra	Cielo
Cuadrado	Círculo
Espacio	Tiempo
Norte	Sur
Oeste	Este
Derecha	Izquierda
Sombra	Claridad
Frío	Calor
Interior	Exterior
Materia	Energía

Sustancial	Insustancial
Tangible	Intangible
Contracción	Expansión
Depresión	Excitación
Quietud	Movimiento
Descanso	Actividad
Agua	Fuego
Sangre	Energía
Cuerpo	Espíritu
Femenino	Masculino
Recibir	Emitir
Genitales internos	Genitales externos
Noche	Día
Abajo	Arriba
Humedad	Sequedad
Vacío	Plenitud
Hipersomnia	Insomnio
Inapetencia	Apetito
Hipotermia	Fiebre
Enfermedades ccrónicas	Enfermedades agudas
Congestión	Inflamación
Pesado	Ligero

YIN Y YANG SIEMPRE PRESENTES

Una vez que se está en el mundo manifestado, Yin y Yang están siempre ahí. Sea lo que fuere sobre lo que posemos la vista, consideremos teóricamente o percibamos, de cualquiera de las formas que como seres humanos podemos percibir, estaremos en presencia de dos aspectos.

Si logramos tener en cuenta esto, seremos capaces de contactar con ambas caras de la situación teniendo una perspectiva de totalidad. Es bastante habitual percibir solamente un aspecto de las cosas o situaciones, con lo cual nos quedamos sin comprender el ciclo y la alternancia.

La alternancia de los contrarios genera un Movimiento permanente, lo que hace que todo cambie. Ningún fenómeno existe de modo absoluto, por sí mismo, sino que se hace comprensible y es, gracias a la comparación con su opuesto, a la relación que con él mantiene. Es un lugar común, pero digámoslo una vez más: sabemos lo que es el frío porque hemos experimentado el Calor, la relajación toma sentido gracias a la existencia de la tensión y la vida cobra significado porque la muerte está ahí ofreciendo su contracara. Así funciona nuestra percepción y todo puede ser observado desde Yin Yang, poniendo de manifiesto los dos aspectos de cada cosa, situación, fenómeno, Movimiento, persona, expresión…

YIN YANG HASTA EL INFINITO

Además de darnos cuenta que cada cosa tiene dos aspectos, interesa saber que dentro de cada aspecto hay también Yin Yang. Si tomamos como punto de referencia el Yin, podemos dividirlo a su vez en Yin Yang, y así es hasta el infinito. Los ejemplos siguientes permiten entenderlo mejor. Es pleno verano, el Sol derrite hasta los pensamientos, sin embargo, debajo de la frondosa copa de un árbol, al que la ladera de la montaña protege proyectando una refrescante sombra, hay un charquito de agua bien fresca. En el verano que corresponde al Yang, encontramos en el agua, bajo el árbol, un refugio Yin. En otras palabras, Yin en el Yang. Lo inverso: fuera de la casa hace un frío que nos deja petrificados, pero adentro, en la cocina, el horno está encendido y extiende un pequeño feudo veraniego en el que hasta es necesario quitarse el abrigo. Yang dentro del Yin.

El invierno corresponde al Yin. El día, en invierno, corresponde al Yang en el Yin; la noche, en invierno, es Yin en el Yin.

En una oportunidad, en clase, nos sacamos las ganas de ver una hermosa pintura de Marc Chagall con ojos de Yin Yang y, entre otras cosas, percibimos cómo en una de las zonas más luminosas de la pintura aparecían, como pidiendo disculpas, varias sombras entrelazadas. Estas sombras, evidentemente realzaban la luz. Yin dentro del Yang.

LAS RELACIONES ENTRE YIN YANG

La oposición y restricción mutua

Todos los pares de opuestos que estamos acostumbrados a valorar de forma casi inconsciente están representados por Yin Yang.

Todo en este mundo tiene en sí esas dos caras, dos caras opuestas y complementarias. Como se dice habitualmente, todo lo que está bajo el Sol tiene una parte iluminada y otra oscura.

Es importante tener presente que esta oposición es relativa y de ninguna manera absoluta. Para poder determinar que un aspecto corresponde, por ejemplo, a Yin, necesitamos el otro término de la comparación. La mesa comparada con el piso, es más alta. Por eso, decimos que es más Yang que el piso. Sin embargo la misma mesa comparada con el techo, corresponde al Yin, quedando para el techo pertenecer al Yang.

Hay algo más que es importante mencionar. En este caso utilizamos los opuestos alto y bajo para comparar el techo con la mesa y el suelo con la mesa. Si, en cambio, utilizáramos los opuestos luz y sombra, y viéramos que la mesa está más iluminada que el techo, tendríamos que decir que la mesa es más Yang que el techo.

Vemos, así, que Yin o Yang no son cualidades intrínsecas de las cosas y que es de vital importancia saber con qué se está comparando aquello que catalogamos como Yin o Yang y qué pares de opuestos elegimos para comparar.

El Yin y el Yang se oponen, a la vez que forman una unidad. Son opuestos complementarios. Al ser opuestos se limitan el uno al otro y, paradójicamente, ese enfrentamiento es lo que genera el equilibrio. Gracias a que el Yin se opone al crecimiento excesivo del Yang y viceversa, es que se mantiene la unidad.

La oposición la observamos en la limitación mutua y el crecimiento y decrecimiento.

Cuando uno de los aspectos crece, lo hace en desmedro del otro. Cuando el Yang crece, el Yin se va retirando, y lo mismo ocurre al revés y, además, de manera cíclica, creciendo y decreciendo cada cual a su turno.

Si el Yin disminuye, el Yang no pierde la oportunidad para crecer y viceversa. Se disputan cada palmo en forma equivalente y equilibrada.

Hablamos de equilibrio, pero como adelantáramos, se trata de un equilibrio dinámico y cíclico, y esto se puede percibir en este clásico ejemplo:

La sucesión de las estaciones. Cuando el frío aumenta y se va acercando el invierno, el Calor disminuye, nos vamos alejando del verano. Cuando el Calor aumenta, el frío va disminuyendo y vamos camino al verano. Como la alternancia es cíclica, las estaciones van sucediéndose unas a otras. Viendo las cosas así, el Movimiento de las estaciones es circular y ya no es tan fácil decir, por ejemplo, si el verano queda atrás o adelante. Esta concepción cíclica del tiempo marca una diferencia fundamental con la concepción del tiempo en occidente. El transcurrir del tiempo es circular, ya no importa tanto lanzarse en línea recta hacia la meta, sino circular, subir y bajar, continuar, mantener, permanecer. La alternancia de Yin y Yang va induciendo el ciclo.

Cuando el equilibrio relativo que resulta de la oposición y limitación mutua de Yin Yang se pierde, surge la enfermedad.

Queda exagerado un aspecto y el otro está en deficiencia.

Ejemplo típico: una persona tiene fiebre alta (exceso de Yang) y a la vez la piel seca, arrugada y sed (disminución de Yin).

La interdependencia

Ya sabemos de las relaciones estrechas entre Yin y Yang y no nos sorprenderá que no pueda existir uno sin el otro. Los aspectos opuestos existen juntos, a la vez, es el viejo truco de las dos caras de la moneda. Entonces sin abajo, arriba es un sinsentido; sin noche ni hablar del día. Si deja de existir uno de los opuestos, el otro desparece o pierde su significado original.

Siguiendo con el concepto de interdependencia, la excitación insta a la inhibición a manifestarse. La inhibición genera la excitación.

En el *Tao Te Ching*[5] Lao Tse expresa:

«Porque todos consideran bello lo bello,

5 Tao Te Ching. Lao Tse. RBA. 2007. Barcelona

Así aparece lo feo.
Porque todo admiten como bueno lo bueno,
Así surge lo no bueno.

Ser y no ser se engendran mutuamente.
Lo difícil y lo fácil se forman entre sí.
Sonido y silencio se armonizan mutuamente.
Delante y detrás se suceden entre sí.
Es la ley de la naturaleza…».

Sigamos con los ejemplos tradicionales: no podríamos hablar de la circulación de la Sangre sin la Sangre. La circulación es el aspecto funcional; Yang y la Sangre como materia en forma líquida, es el aspecto Yin. Y ¿cómo podría circular la Sangre, el fluido en Movimiento (manifestación correspondiente al Yang), sin las arterias, aspecto Yin en este caso, que limita el Movimiento de la Sangre a un recorrido preciso y acotado? De esa manera, la Sangre puede cumplir con su función.

Para poder realizar un aspecto de los dos es necesario tener en cuenta al opuesto.

Xie Zhufan y Liao Jiazhen en «*Traditional Chinese Internal Medicine*» dicen: «La interdependencia de Yin y Yang es también utilizada para representar cambios patológicos. Como Yin y Yang se relacionan entre ellos para existir, el deterioro de Yin impide la generación de Yang; el deterioro de Yang impide la generación de Yin. Por ejemplo, un deterioro persistente de las funciones digestivas pueden llevar a una mala nutrición y anemia, deficiencia de Yin causada por el deterioro de Yang. Una pérdida aguda y masiva de Sangre puede causar una falla de la circulación periférica—deterioro de Yang por deficiencia de Yin».

Crecimiento y decrecimiento

Creciendo y disminuyendo, Yin y Yang mantienen un equilibrio dinámico. La alternancia de momentos de crecimiento y momentos de decrecimiento es una manifestación, como ya dijimos, de la oposición y limitación mutua entre Yin y Yang.

Yin y Yang están continuamente ajustándose entre sí para mantener el equilibrio, si se desequilibran cambian las proporciones para arribar nuevamente a la armonía. La alternancia en la primacía de Yin y Yang, entre el crecimiento y el decrecimiento, es de vital importancia para el funcionamiento del cuerpo. Cuando se produce un desequilibrio que no es compensado, surgen los trastornos.

Hay cuatro formas en que Yin y Yang manifiestan su desequilibrio:

- Hay mucho Yang
- Hay mucho Yin
- Hay poco Yang
- Hay poco Yin

El exceso de Yang determina una disminución del Yin, lo consume y debilita.

El exceso de Yin genera una disminución de Yang.

En la deficiencia de Yang, el Yin está en un exceso relativo.

En la deficiencia de Yin, el Yang es el que está en un exceso relativo.

Miremos esto un poco más de cerca. Cuando el Yang está en exceso, el Yin disminuye pero lo principal es el «exceso de Yang» que genera como consecuencia una disminución del Yin.

Cuando hay una deficiencia de Yin el Yang presenta un exceso aparente, solo relativo a la deficiencia de Yin que es el factor principal, cuya consecuencia es un predominio un poco «mentiroso» del Yang.

Lo mismo ocurre con el exceso de Yin y la deficiencia de Yang.

Si lo explicáramos con una metáfora de verdulería, no del todo exacta pero muy útil, diríamos: ¿Ven este bonito cajón con manzanas rojas y verdes en igual proporción? Bien, ahora le agregamos treinta manzanas rojas más. Pues se ha roto la proporción, hay un exceso de manzanas rojas. Otro tanto sucedería si a nuestro cajón proporcionado, le agregáramos manzanas verdes. Tendríamos un exceso de manzanas verdes. Las manzanas rojas las asignamos al Yang y las verdes al Yin.

Pero esto no termina aquí. Ahora al cajón le quitamos treinta manzanas verdes. ¿Qué resulta? Se vuelve a perder la proporción, aunque esta vez no es por agregar sino por quitar, generamos una deficiencia de manzanas verdes. Nos encontramos con un exceso relativo de manzanas rojas relativo, porque no agregamos más manzanas rojas, sino que al expulsar verdes las rojas han quedado en mayoría. Quedan en mayoría porque faltan verdes, no porque haya más cantidad de rojas.

Para no confundirnos y creer que este es un libro sobre huertas y verdulerías, quedará para el lector realizar el ejemplo a la inversa, cuando expulsamos manzanas rojas y quedan supernumerarias las verdes.

Regresemos a los ejemplos típicos:

Para que puedan realizarse las funciones fisiológicas (Yang) necesariamente se consumen nutrientes (Yin), vemos cómo el Yang crece a expensas del Yin que se gasta. Y al revés: para que se puedan asimilar las sustancias nutritivas (Yin) se necesita actividad funcional (Yang). Aumenta el Yin y disminuye el Yang (se utiliza Energía para ganar materia).

En este ejemplo podemos notar que se mantiene el equilibrio del organismo, disponiéndose de Energía y de sustancias nutritivas. Pero si se pasa el límite fisiológico de crecimiento y decrecimiento, uno de los aspectos puede hacerse fuerte y comenzar a predominar sobre el otro, que declina y así hace su entrada la patología.

Como adelantáramos más arriba, al referirnos a las formas en que se desequilibra Yin y Yang, podemos hablar entonces de los siguientes síndromes:

- De Frío, porque aumentó el YIN
- De Calor porque aumentó el YANG
- De Frío porque disminuyó el YANG
- De Calor porque disminuyó el YIN

- Cuando un factor patógeno Yin (el frío por ejemplo) se instala: se genera un predominio del Yin, que daña al Yang y da como resultado síndromes de frío. Ejemplo: hace mucho frío, estamos cansados, el frío penetra fácilmente y nos resfriamos.
- Si se trata de un factor patógeno Yang se produce un exceso de

Yang que consume el Yin, dando síndromes de Calor. Ejemplo sencillo: una insolación.

- Si el Yang disminuye, el Yin se hace excesivo. Se presenta una deficiencia de Yang. El síndrome es de frío. Se manifiesta como disminución del Yang y aumento del Yin. Para dar un ejemplo que no complique las cosas: disminuyen en el cuerpo los factores fisiológicos que mantienen la temperatura y, como resultado, disminuye la temperatura del cuerpo. Tendremos frío, pero no por el frío del ambiente que penetró, sino por nuestra propia deficiencia de la regulación fisiológica de la temperatura.

- Cuando hay deficiencia de fluidos (Yin), el Yang se vuelve excesivo, se ve como Calor. Se dice que es un Calor vacío porque no proviene del exceso de Yang (plenitud), sino de una deficiencia de Yin. Por ejemplo, después de diarreas profusas, disminuyen los fluidos en el cuerpo.

El Yin y el Yang se transforman

La alternancia en el crecimiento y decrecimiento del Yin y el Yang permite que se desarrollen ciclos. Dentro de los ciclos, cuando un aspecto llega a su máxima expresión comienza a convertirse en su opuesto. Cuando el frío que comienza a sentirse en otoño llega a su máximo en el invierno, empieza a declinar para comenzar poco a poco a convertirse en Calor.

Si las condiciones son extremas, un aspecto se convierte en su contrario. La frase clásica que nos recuerda esto es:

«El Yin extremo se convierte en Yang, el Yang extremo se convierte en Yin».

El cambio puede darse cuando las condiciones internas y el factor tiempo estén maduros. Vamos a mencionar otro ejemplo clásico. Ya hemos utilizado muchos de estos ejemplos, lo que ocurre es que son los que aparecen en los textos clásicos e ilustran con un lenguaje claro.

Hay casos en que una persona con fiebre alta, sed, rostro rojo e inquietud, si no es tratada correctamente puede tener baja temperatura corporal, cambiar el rostro rojo por pálido, estar débil y necesitar quedarse quieta. Esto es un ejemplo de cómo el Yang extremo se convierte en Yin.

Un ejemplo casero: el hielo en contacto prolongado con la piel, quema.

MÁS APRECIACIONES SOBRE YIN Y YANG

El Yang es Movimiento, produce cambios por medio de la acción. El Yin es calmo, más quieto, representa la permanencia. El cambio se puede apreciar gracias a que hay algo que permanece, de otro modo no tendríamos ningún punto de referencia para notarlo. Nos damos cuenta de la velocidad a la que vamos, entre otras cosas, porque percibimos cómo lo que está quieto es superado y queda atrás.

Yang impulsa, crea. Yin es receptivo, es la forma. Nutre y sostiene.

Yang representa una fuerza centrífuga. Yin a la fuerza centrípeta.

Es así que el Yang expresa el Movimiento que se expande desde un centro hacia la periferia, hacia todos lados. A Yin le corresponde el Movimiento de contracción, se retrae.

El Yang emite, el Yin es la forma que recibe la emisión. Como dijimos anteriormente el Yang es la Energía que crea y el Yin es susceptible de manifestar en una forma ese impulso y Energía creadora del Yang. Lo sutil e inmaterial del Yang se torna perceptible en lo material del Yin. La materialidad del Yin es organizada e insuflada de Energía por el Yang.

En el capítulo quinto del *Canon de Medicina Interna* de Huang Ti, leemos:

«... el Yin y el Yang son la vía del Cielo y la Tierra, los grandes esquemas de todas las cosas, los padres del cambio, el origen y el principio del nacimiento y la destrucción, el palacio de los dioses...»

Más adelante:

«... el Yang está encargado de la Energía de transformación, y el Yin está encargado de la elaboración de la forma...»

El Cielo y la Tierra son representativos de Yin y Yang. El Cielo es claro, luminoso y puro, con mucha actividad, con el Sol irradiando Energía y Calor. La Tierra es oscura, opaca, densa, receptiva.

El Agua y el Fuego también nos muestran atributos Yin y Yang paradigmáticos.

El Fuego es caliente, luminoso, liviano, más inmaterial, tiende a ir hacia arriba.

El Agua es fría, húmeda, pesada, refleja la luz pero no la emite, se desliza hacia abajo.

Refiriéndonos a la actividad fisiológica, la función corresponde al Yang y la materia al Yin.

EL CUERPO A LA LUZ DEL YIN YANG

Las zonas del cuerpo, los Órganos, las sustancias, son asignadas a Yin y Yang como lo muestran los ejemplos dados en el cuadro a continuación.

YIN	YANG
Parte inferior (bajo la cintura)	Parte superior (encima de la cintura)
Pecho y abdomen	Espalda
Cara anterior de los miembros	Cara posterior de los miembros
Órganos	Vísceras
Pies	Cabeza
Interior del cuerpo (Órganos)	Superficie del cuerpo (piel y músculos)
Sangre	Energía
Energía Nutritiva	Energía Defensiva

MANIFESTACIONES DE YIN YANG AL EXAMINAR A LAS PERSONAS[9]

EXÁMEN	SIGNOS YIN	SIGNOS YANG
Observar	Tranquilo, retraído, lento, aspecto frágil, la persona está cansada y débil, duerme acurrucada y le gusta estar tapada, carece de Espíritu, las secreciones y excreciones son poco consistentes y ligeras, rostro pálido, lengua pálida, hinchada y húmeda	Aspecto agitado, activo e inquieto, insomnio, rechaza las mantas, Movimiento rápido y poderoso, rostro rojizo, duerme extendida, la lengua es roja o púrpura y seca, la saburra es amarillenta y espesa.
Escuchar y oler	Voz baja y sin potencia, habla poco, respiración débil y poco profunda, entrecortada, olor agrio	Voz alta, áspera y fuerte, la persona habla mucho, respiración fuerte, olor putrefacto
Preguntar	La persona siente frío, miembros y cuerpo fríos, poco apetito, falta de gusto en la boca, prefiere bebidas calientes, sin sed, desea Calor y contacto, la orina es pálida y abundante, heces blandas, el presionar alivia la incomodidad, la menstruación es escasa y pálida.	La persona tiene Calor, le molesta el Calor o que la toquen, miembros y cuerpo caliente, prefiere bebidas frías, sed, estreñimiento, orina oscura y escasa, boca seca, sed

---

9 Los datos con los que se confeccionó la tabla fueron obtenidos de: «Medicina China, una trama sin tejedor» (Ted J. Kaptchuck) y «Los Fundamentos de la Medicina China» (Giovanni Maciocia)

LA APLICACIÓN DE YIN YANG

La Medicina China está atravesada por las nociones de Yin Yang. Puede observarse en la clasificación de las estructuras del organismo, en la fisiología, en la patología, en el diagnóstico.

Es la guía para la aplicación del tratamiento, la clasificación de los medicamentos y de los alimentos. Pero utilizar la visión de los opuestos y sus reglas puede resultar algo complejo. Es necesario intentar comprender bien las nociones y practicar su aplicación en situaciones sencillas, en lo posible cotidianas, e ir ampliando el ámbito de uso. Para entenderlo en profundidad es necesario ser persistente e intentar no solo percibir desde el razonamiento sino también desde la sensación, lisa y llanamente: sentir los ciclos, las fuerzas que se oponen, las transformaciones.

Vimos cómo se aplica Yin Yang al examinar a una persona.

Al referirnos a la enfermedad, al Yin le corresponde la enfermedad crónica, de aparición gradual y evolución lenta.

Al Yang la enfermedad aguda, que aparece de forma súbita y es de evolución rápida.

¿Y con respecto a las Flores?

YIN YANG FLORES

Ahora sí, llegamos a las Flores, por fin. Aquí se abre un océano de posibilidades y evidentemente podremos aludir solo a algunas, con la intención de utilizarlas en la práctica cotidiana y para que impulsen a encontrar más aplicaciones adaptadas a situaciones concretas.

Una de las primeras cosas que es muy interesante percibir a través de Yin y Yang es el ciclo de los cambios. La simple conciencia de que la marea de lo que está ocurriendo cambia. Que tanto nuestros consultantes como nosotros estaremos navegando mejor o peor en ese mar de transformaciones.

Cuando escuchamos el relato de quien nos consulta, podemos darnos cuenta de los ciclos que fue atravesando y dónde se encuentra en la actualidad. Buscando, en los momentos oscuros, dónde está la luz, dónde descubrir el Yang dentro del Yin, para resaltarlo y ayudar al consultante a nutrirse de aquello y recuperar una visión más abarcante de lo que ocurre. Viendo, en los períodos luminosos, dónde está el germen de lo que frena el Movimiento que, en su momento, opacará la luz. El Yin en el Yang. Para trabajarlo con las Flores, para dejar que más que las palabras sean las esencias las que modulen esas áreas. Sin el objetivo de retener solamente los buenos momentos, sino con el de aprender a surcar los ciclos.

En ciclos más largos o más cortos la transformación ocurre. Sabiendo esto, tenemos otros recursos para nadar entre las olas que llegan y se retiran. Podemos permanecer más tranquilos, al estar al tanto de que todo va y viene; es más, acompañar el devenir.

Entonces, disponemos de un factor de calma frente a tanto Movimiento, aquello de «no siempre esto será así, no perdurará el sufrimiento» (a menos que hagamos todo lo posible por fortalecer un solo polo), mucho menos si disponemos de las Flores, que abren el camino y facilitan que surjan nuevos sentimientos, pensamientos y acciones, y evitan el estancamiento, a la vez que nos ayudan a establecer nuestro centro.

Tomemos el ejemplo de Agrimony, que vamos a desarrollar más cuando hablemos de la flor en el capítulo correspondiente.

En este caso no es tan complicado darse cuenta de que en la superficie muestra un aspecto Yang, Movimiento, Alegría, risas y que internamente hay preocupación, pesar, que no está risueño y de buen humor: está más Yin. Pero también está inquieto (a menudo tiene insomnio, está atormentado), esa inquietud no es tan visible desde afuera. Está en Movimiento, no puede quedarse en calma física o mentalmente. Dentro del Yin, en lo que de fuera no se ve, en su mundo íntimo, está la inquietud, aspecto Yang. En el Yin encontramos Yang.

Son muchas las aplicaciones a la propia vida y a la terapéutica. Veamos más: Insistir en la Alegría, por ejemplo, es preparar el camino para aterrizar en la tristeza o la angustia, el Yang transformándose en Yin. Desde la antigüedad se conoce esta transformación y hay muchas referencias a casos en que fue necesario entristecer a la persona tan «Vervainmente» alegre, para que no afecte a sus Órganos internos y para que no caiga en la tristeza o la depresión más profundas. La pequeña tristeza inoculada, evita una transformación abrupta de Yang a Yin. Podemos utilizar Vervain para ayudar a equilibrar emociones exageradas. Scleranthus hará su parte, haciendo que las oscilaciones sean menos marcadas, ayudándonos a reconocer el centro.

Del mismo modo, sentirse triste despeja el camino para llegar a la Alegría. De allí que sea muy importante facilitar el duelo y experimentar el pesar hasta que estén dadas las posibilidades para que florezca la Alegría. Quedarse aferrado a la tristeza detiene el fluir del cambio. Protegerse detrás de una Alegría maníaca impulsa el ciclo de transformación hacia la pena. Para la mayoría de nosotros esto es así. Para quien ha desarrollado su comprensión hondamente, no hay oscilación, cuando las cosas van bien, no se alegra por demás, cuando las cosas van mal no se deprime marcadamente. Sabe que la una y la otra son parte de una unidad y es eso lo que ve, en ese contexto no es mejor la Alegría que la pena, ni la pena que la Alegría.

De un modo más general, comenzar a percibir desde Yin y Yang, flexibiliza nuestra visión del mundo, nos proporciona más flexibilidad de pensamiento y nos ayuda a notar los pares de opuestos. Eso mismo, nos proporciona una perspectiva menos parcial de las cosas, las personas y los procesos.

Algunas sugerencias para la aplicación de Yin Yang en los tratamientos:

* Una primera impresión de la persona que consulta. Tiende hacia el Yin o hacia el Yang en su forma de moverse, hablar, en su forma de enfrentar los obstáculos, en su apariencia física. Puede ser de utilidad la tabla sobre las manifestaciones del Yin y el Yang que está en las páginas anteriores de este mismo capítulo.

  Recuerdo a una persona que al llegar a la consulta llamaba a la puerta con infinidad de golpecitos superveloces, a otra que solo utilizaba dos golpes fuertes y a otra que entraba hablando con un volumen de voz tan alto que desde la planta baja, donde estábamos, hasta los vecinos del noveno piso se daban cuenta de su Yang prominente. Esta forma de abordar puede orientarnos hacia alguno de los Doce Curadores, según la persona tienda al Yin o al Yang. Sobre todo en cuanto al tipo de personalidad, al modo que tiene la persona de estar en el mundo. Evidentemente esto no quita que en alguien Mimulus no podamos encontrar aspectos Yang como la Ira, o la inquietud, la ansiedad, el Calor.

  Si tomamos en cuenta el motivo de consulta, puede estar relacionado con un exceso o una restricción. Al poder distinguir estos aspectos, nos orientaremos hacia flores relacionadas con la actividad o con la pasividad

* Observar la evolución. Cuando una persona con tendencia clara al Yang (apresurada, calurosa, impulsiva…) va mostrando signos Yin (y esto no ocurre porque se enferma), está comenzando a equilibrarse. Notaremos que sigue impulsiva y apresurada, pero siente menos Calor. Es muy probable que la impulsividad y el apresuramiento comiencen a ser menos marcados. Lo mismo ocurre para el caso de alguien Yin que comienza a dar muestra de Yang equilibrador.

* Prevenir el cambio de un polo al otro, ayudar a que se den las transformaciones y evitar los estancamientos. En algunos casos no es posible seguir el fluir de Yin Yang porque no se dispone de Energía para cambiar. Ya se ha comprendido, incluso se tienen

deseos de modificar la situación, pero la falta de Energía no aporta el impulso. Diríamos que hay quietud, que está faltando Movimiento, es decir Yang. Son de gran utilidad Olive, Clematis, Hornbeam... también aquellas Flores que ayudan a drenar menos Energía. Reconocer las obsesiones y utilizar las flores relacionadas. Por la vía de las obsesiones, de las fijaciones, drenamos gran parte de nuestra Energía y Esencia.

- Entender los cambios emocionales y de otro orden que se producen en un ciclo, por ejemplo el día y la noche.

- En la flor misma. Es posible ver los opuestos comparando dos objetos mutuamente relacionados (por ejemplo luz y sombra), pero también podemos ver los dos aspectos de una misma cosa. ¿Qué cosa? Elijamos las Flores. Aprendemos mucho acerca de las esencias, cuando las miramos desde la óptica de Yin y Yang. Por ejemplo, la persona Mimulus. simplificando y tomando el Miedo y el coraje como par de opuestos, buscamos el coraje que la persona, con esa manera de estar en el mundo, seguramente tiene. Descubrirlo y apoyarlo ayuda en el tratamiento, suscita el equilibrio y lleva nuestra mirada hacia los aspectos positivos de la persona y los que la flor ayuda a desarrollar. Así somos capaces de encontrar territorios y aspectos insospechados. Cada flor presenta aspectos Yin y aspectos Yang, es un muy buen ejercicio llegar a diferenciarlos.

- Otro ejemplo: Si percibimos que quien nos consulta presenta un tipo de personalidad Impatiens. ¿En qué será lento? Quizás los líquidos del cuerpo circulen a una menor velocidad que la adecuada.
  ¿En qué área de su vida necesita actuar junto con otros? ¿Cuándo logra ser tolerante?
  Como ya mencionamos antes, este abordaje tiene interés porque permite encontrar los aspectos positivos y apoyarlos para que se desarrollen tal como el Dr. Bach lo sugiere.
- Comparando dos flores. Esta es otra forma de aprender y profundizar el conocimiento de las esencias. Ricardo Orozco trabaja con

esto y lo desarrolla en su último libro[10] al referirse al diagnóstico diferencial.

Nuestra comparación será a partir de Yin Yang.

Elijamos flores bien polares y comparemos los opuestos, y muy importante: encontremos la complementariedad de esos opuestos. Lo mismo vale para la comparación de dos aspectos de una misma flor.

- Percibir las tendencias hacia el Yin o hacia el Yang que presentan los tipos florales, lo cual puede extenderse a los otros grupos de flores.

- ¿Qué resultará de ver a las Virtudes y los Defectos como opuestos complementarios? ¿Será que no es posible arrancar un Defecto sin que la Virtud correspondiente se vea afectada también?

- Si queremos sospechar. Estamos ante una persona sumamente optimista, con un optimismo a prueba de Willows, nada lo puede derrumbar. Ahí se nos enciende la alarma Yin Yang. Busquemos el pesimismo, a lo mejor descubrimos que hay mucho Gentian. Obviamente, nuestra finalidad no es enrostrarle su pesimismo y decirle: «yo sabía, algo olía mal», sino ver lo que no se ve, lo que está oculto. Yin Yang nos orientan en esa búsqueda.

Para ejercitarnos e ir por buen camino, es necesario elegir bien el par de opuestos. Si comparamos dos cosas y en la primera nos fijamos si es caliente o fría y en la segunda prestamos atención a si es alta o baja, estamos comparándolas, pero usando pares de opuestos distintos para cada una. Es necesario usar el mismo par de opuestos para las dos cosas que se están comparando. Volvamos al ejemplo de la mesa y el techo: si a la mesa la veo desde el punto de vista de caliente o frío y al techo desde el punto de vista de alto o bajo, estoy rompiendo la complementariedad, las cosas que comparé no están correlacionadas.

10 *El nuevo manual del diagnóstico diferencial de las Flores de Bach*, Dr. Ricardo Orozco. Ed. El Grano de Mostaza. Barcelona, 2011

Además, es conveniente elegir un par de opuestos que tenga que ver con lo que estoy investigando y necesito saber. Si quiero determinar si una persona está afectada por el frío o el Calor, no utilizaré el par de opuestos alto o bajo para decidir si esa persona está Yin o Yang.

También percibir qué es lo principal y qué lo secundario. Por ejemplo, si tomamos el estado Gorse, lo fundamental es el haber bajado los brazos en algún área o en la totalidad de la expresión de la vida. Es una actitud pasiva, de retraimiento, de retirarse. Luego la persona en ese estado puede estar acelerada, en algún aspecto de su vida, en alguna de sus funciones fisiológicas, lo que no quiere decir que por ese aspecto Yang, el estado Gorse sea catalogado como Yang. Más bien lo podemos ver como Yang (aceleración) dentro del Yin (el estado Gorse, que es lo primordial a la hora de estudiar la flor)

Otra cuestión importante y que notoriamente provoca mucha confusión. Es bastante sencillo confundir el estado que trata la flor, con el efecto que produce, lo que busca equilibrar. Cuando decimos Mimulus, generalmente nos estamos refiriendo a la descripción del estado en que puede encontrarse una persona que necesita tomar la esencia. Así es mencionado en la mayor parte de la bibliografía. Se trata de una persona miedosa, con cierto nivel de ansiedad, retraída, tímida, poco dada a comentar sus miedos y sus emociones íntimas.

Cuando consultamos los textos florales encontramos la descripción del estado en el que se encuentra la persona a la que la flor equilibrará. Esas son las descripciones que leemos, cualquiera que sea la flor que abordemos. Es decir, nos cuentan cómo es el estado en desequilibrio que trata la esencia.

Si leemos el apartado en que se mencionan los aspectos positivos relacionados con la flor, ya estamos entrando en contacto con el efecto que la esencia puede provocar.

Siguiendo con Mimulus, la esencia ayuda a sentir más confianza, menos miedo, a ser más activo, a tener más coraje, a sentirse más libre.

Si lo miramos desde el punto de vista de Yin y Yang, el estado Mimulus, lo que manifiesta la persona, tiene una tendencia Yin, el efecto que aporta la esencia lleva al Yang. Podríamos decir: la esencia Mimulus, al ser tomada, lleva al Yang, equilibra así la tendencia Yin que suelen manifestar las personas cuando están Mimulus.

Largos momentos de desorientación y discusiones, puede provocar no tener en cuenta estas diferencias. Son de mucha importancia cuando se quiere aplicar Yin Yang. Saber a qué me estoy refiriendo: voy a tomar el estado en que se encuentra la persona (miedo, tristeza, etc., según la esencia que estemos estudiando) o voy a escoger el efecto equilibrador que aporta la esencia.

Para seguir aprendiendo acerca de Yin Yang se puede consultar la bibliografía e ir dejando que lo leído se asiente y florezca en percepciones y aplicaciones para la tarea cotidiana.

CAPÍTULO 2

CINCO MOVIMIENTOS
(Wu Xing)

A los dos aspectos que toma la Energía en el proceso de la manifestación, los sabios de la antigüedad los han denominado Yin y Yang. Comentábamos en el capítulo anterior que de la interacción entre Yin y Yang surgen las formas, el mundo de lo múltiple.

Los ciclos de aumento y disminución del Yin y el Yang presentan momentos en que la Energía toma características determinadas. Estas etapas dinámicas son cinco. Gracias a sus Movimientos y cambios cada cosa en el mundo entra a la existencia. Marcan, además, las transformaciones naturales a las que están expuestos todos los seres y los procesos del mundo manifestado.

Cada uno de esos momentos tiene cualidades que lo hacen distinto de los otros y recibe un nombre. Se los llama Agua, Madera, Fuego, Tierra y Metal.

Para aproximarnos a las características de cada momento veamos este ciclo de Movimiento.

- Estamos quietos
- Comenzamos a caminar, el Movimiento se va haciendo gradualmente más veloz
- Llegamos a la velocidad considerada máxima de ese momento
- Mantenemos el Movimiento a esa velocidad regular
- Comenzamos a disminuir la velocidad y el Movimiento se va haciendo gradualmente más lento
- El Movimiento cesa y volvemos a la quietud

Ahora tenemos una primera noción de la cualidad de cada momento, expresada en términos de Movimiento.

Iniciamos nuestro recorrido con las particularidades del Movimiento Agua, seguimos con la Madera, el Fuego, la Tierra, el Metal y de regreso al Agua.

En el Agua nos encontramos en un momento de reposo y reserva, en la Madera comienza a desplegarse la Energía, llega a su máxima expresión en el Fuego, se sostiene en la Tierra, en el Metal comienza la desaceleración, el impulso de la Energía comienza a decrecer para llegar nuevamente a la quietud y al atesoramiento de la Energía.

Habiéndonos percatado de la índole dinámica de los Cinco Movimientos, dediquémonos a conocer otros aspectos.

- Los Cinco Movimientos permiten clasificar los objetos y los fenómenos en cinco categorías
- Expresan los cinco modos en los que se manifiesta la naturaleza
- Nos muestran también, a través de las vínculos que mantienen entre ellos, las relaciones y las dinámicas de los objetos y los fenómenos en nuestro mundo manifestado
- Originariamente se trataba de las cinco sustancias y como en Yin y Yang, el sentido de estas sustancias de la naturaleza se fue ampliando hasta llegar a simbolizar los ciclos de cambio de la Energía.

Características de los Cinco Movimientos

En los textos de distintas épocas, que explican esta parte de la teoría de la Medicina China, es usual encontrar la siguiente forma de describir las características de cada Movimiento. Si bien pueden resultar repetitivas algunas de las frases, las he incluido por la riqueza simbólica y evocadora que tienen, ya que pueden despertar en el lector asociaciones tanto con las Flores como con otros aspectos de la Terapia Floral.

Madera
Crece hacia arriba y se expande al exterior.
Crecimiento, exteriorización y expansión.
Flexibilidad, impulso vital, Movimiento libre.
Puede ser doblada y enderezada.
Crecimiento hacia arriba con flexibilidad y tenacidad. Al parecer su vida es débil pero ninguna fuerza puede destruirla.
Quiere crecer libremente y es suave.

Fuego
Flamea y sube hacia arriba.
Calentamiento y ascensión.
Producción de Calor y Movimiento ascendente.
Garantiza el crecimiento robusto de todas las cosas de la naturaleza. Energía del Corazón es viva e intranquila.

Tierra
Semilla y recolección.
Producción, soporte y recepción.
Transformación, transporte de los líquidos y elementos nutritivos.
Siembra, crecimiento y cosecha.
Es sólida y quieta, puede almacenar y nutrir todas las cosas.
Fecundidad.

Metal
Opera el cambio, la reforma. Purificación, interiorización, retracción. Maleabilidad, la dureza, el rigor. Puede cortar, podar y reducir. Reunir, recolectar, llevar a lo esencial. Puede moldearse y endurecerse. Claro y fresco, produce la impresión de seriedad, tal como el Viento otoñal que marchita las hierbas y los árboles. Pureza y firmeza.

Agua
Humedece y se filtra hacia abajo. Enfriamiento, humidificación, descenso. Acumulación que estanca. Conservación, atesoramiento. Es serena y fría. Lubricidad.

Cualquier cosa, situación, fenómeno o persona que tenga características que puedan asociarse a un Movimiento determinado es adjudicado a él. Veamos este ejemplo: todo aquello que tiende a ir hacia abajo, que es frío y se estanca, puede ser asociado al Agua. El invierno, que es la estación correspondiente al Agua exhibe estas características. En esa época del año la Energía tiende a irse hacia el interior de la tierra, todo se hace más lento, se estanca, se congela.

CORRESPONDENCIAS

Comentábamos que la teoría de los Cinco Movimientos permite clasificar. En el cuadro siguiente vemos algunas de las clasificaciones y correspondencias en relación con ellos, tanto en el plano de la naturaleza como en relación con el ser humano. También es posible apreciar la unidad entre el ser humano y el cosmos a partir de las características de la Energía de cada Movimiento, que une en una misma corriente aspectos del ser humano y la naturaleza. Por ejemplo cuando decimos Hígado, Ira, Júpiter, Viento, primavera y alba, estamos diciendo Madera. Todos los aspectos que mencionamos dejan de estar inconexos para unirse bajo las cualidades de la Madera. Ver las cosas de este modo abre la puerta a comprender una muy interesante cantidad de relaciones.

Llegó el momento de dejar en claro que las relaciones y las clasificaciones que ponen de manifiesto los Cinco Movimientos no son absolutas, en el sentido de explicar completamente y en todos los casos el funcionamiento del universo y los seres humanos. Sin embargo son aplicables y permiten obtener información muy valiosa. Si a la teoría de los Cinco Movimientos y la información que nos proporciona al aplicarla, la utilizamos de modo flexible y junto con los otros elementos de que disponemos los terapeutas florales y los practicantes de la Medicina China, se enriquece notablemente nuestro trabajo.

Ampliaremos el tema al referirnos a las Emociones y su relación con los Órganos internos.

Para los que practicamos la Terapia Floral, la aplicación de las correspondencias puede ser una muy buena oportunidad para hacer preguntas en la consulta, que lleven a diversos temas, que funcionen como disparadores, generando apertura.

Algo más que es necesario tener en cuenta es que la apertura y posibilidad de profundización en el trabajo con nuestros consultantes se hace muy difícil si, a partir de nuestros conocimientos de las correspondencias de los Cinco Movimientos, comenzamos a dictar sentencias, a dar todo por supuesto y a meter todo en casilleros, a las personas y sus actitudes. En suma, creer que sabemos quién y cómo es el otro. Las relaciones que podemos establecer, la información que podemos obtener es necesario ponerlas en juego con la persona, en la consulta, para ir ajustándolas a las particularidades y diferencias individuales de cada quien. En ello radica el arte de su aplicación.

Conviene evitar la aplicación rígida o como herramienta de poder, de éstos conocimientos. Viene muy bien no ceder a la tentación de que ya esté todo armadito. Y puesto que es así, podemos trabajar en serie.

Ahora me llegó una señora serie A5, ¡listo!, ya sé cómo es la cosa y ahí van las Flores.

Puede ser cómodo y tranquilizador para el terapeuta, pero nada recomendable para el consultante y el trabajo a realizar junto con él.

Cinco Movimientos	Madera	Fuego	Tierra	Metal	Agua
Planeta	Júpiter	Marte	Saturno	Venus	Mercurio
Dirección	Este	Sur	Centro	Oeste	Norte
Color	Azul verde	Rojo	Amarillo	Blanco	Negro
Clima	Viento	Calor	Humedad	Sequedad	Frío
Estación	Primavera	Verano	Fin del verano	Otoño	Invierno
Momento del día	Alba	Mediodía	Tarde	Atardecer	Media-noche
Etapa de desarrollo	Nacimiento Engendrar	Creci-miento	Plenitud Trans-formar	Decli-nación Recolectar Cosecha	Muerte Conservar Almacenar
Órganos	Hígado	Corazón	Bazo	Pulmón	Riñón
Entrañas	Vesícula Biliar	Intestino Delgado	Estómago	Intestino Grueso	Vejiga
Órganos de los sentidos	Ojos	Lengua	Boca	Nariz	Oreja
Sentidos	Vista	Palabra	Tacto	Olfato	Oído
Fluidos	Lágrimas	Sudor	Baba Saliva	Mucosidad	Saliva espesa

Sabores	Ácido	Amargo	Dulce	Picante	Salado
Tejidos	Tendones	Arterias Vasos sanguíneos	Músculos Carne Cuatro miembros	Piel	Huesos Dientes
Se manifiesta	Uñas	Pulso Tez	Labios	Vello	Cabello
Expresión	Grito	Risa	Canto	Llanto	Gemido Quejido
Emoción	Ira Irritabilidad	Alegría Susto	Preocupación Meditación Ansiedad Nostalgia Reflexión	Angustia Tristeza Inquietud	Miedo Locura
Aspectos psíquicos	Hun	Shen	Yi	Po	Zhi
Olores	Rancio	Quemado	Fragante Aromático Perfumado	Olor de descomposición animal	Podrido Fermentado
Modos de reacción	Contracción de puños	Afligirse Abatimiento	Eructar Vomita	Tos Expectorar	Temblar Escalofrío
Virtudes	Bondad Benevolencia	Cortesía Corrección	Confianza Fe	Justicia Rectitud	Inteligencia Sabiduría
Esfuerzo	Abuso ocular	Abuso en el caminar	Abuso en la posición sentado	Abuso en la posición acostado	Abuso en la posición parado

Más adelante, al referirnos a las sugerencias de aplicación de la teoría de los Cinco Movimientos, comentaremos algunas formas de utilizar las correspondencias en relación con las Flores.

RELACIONES ENTRE LOS CINCO MOVIMIENTOS

Los Cinco Movimientos no constituyen compartimientos aislados, sino que mantienen relaciones entre sí. Como representan los momentos de cambio de la Energía, son interdependientes; cada uno de esos momentos está entrelazado dinámicamente con los otros, se van sucediendo unos a otros según un orden armónico (en los textos de Medicina China a éste orden se lo llama fisiológico) y un orden inarmónico (orden patológico).

Encontramos dos ciclos que manifiestan las relaciones armónicas entre los Movimientos: el Ciclo de Generación y el Ciclo de Dominación.

Ciclo de Generación

Cada Movimiento engendra a otro, lo nutre, favorece su crecimiento y a su vez cada Movimiento es engendrado por otro. Se ha llamado a este ciclo Madre-hijo.

Así:

- la Madera es la madre del Fuego
- el Fuego engendra a la Tierra
- la Tierra da origen al Metal
- el Metal da vida al Agua
- el Agua genera a la Madera.

De este modo, se produce la activación y el crecimiento de cada Movimiento. La Energía circula en un ciclo ininterrumpido pasando de madre a hijo.

De existir solo esta relación el crecimiento se convertiría en algo exagerado y perjudicial. La expansión indefinida llevaría finalmente a la dispersión.

El ciclo de control o Dominación evita el crecimiento ilimitado de cada Movimiento aportando una oposición que permite el equilibrio.

Ciclo de Dominación

Un Movimiento controla, frena y contiene el desarrollo del otro y es a su vez controlado por otro.

Así:

- la Madera controla a la Tierra.
- la Tierra controla al Agua.
- el Agua controla al Fuego.
- el Fuego controla al Metal.
- el Metal controla a la Madera.

Podemos ver, entonces, que cada Movimiento es generado y genera a otro, es dominado y domina a otro. Como ejemplo:

El Fuego es hijo de la Madera, madre de la Tierra, domina al Metal y es dominado por el Agua.

El ciclo de Dominación no solamente evita el desborde del Movimiento al que domina, sino que gracias a ello lo ayuda a cumplir su función.

Estas relaciones nos permiten comprender las transformaciones que ocurren en la naturaleza y en el ser humano. Relaciones entre Órganos internos, Emociones, procesos fisiológicos, etc.

Los ciclos de Generación y Dominación nos muestran las relaciones entre los Cinco Movimientos que mantienen una proporción armónica y equilibrada. Los ciclos de Opresión y de Oposición representan relaciones distorsionadas, se pierde la proporción.

Ciclo de Opresión

Este ciclo es un abuso de lo que ocurre en el ciclo de Dominación. El Movimiento que domina puede estar en un determinado momento en exceso o el que es dominado estar débil. Estas circunstancias habilitan lo que podríamos llamar un abuso de poder por parte del Movimiento dominante.

El ciclo de Opresión sigue el mismo circuito que el ciclo de Dominación.

Se pierde el apoyo y la ayuda que otorga el ciclo de Dominación y en vez de favorecer la tarea del Movimiento dominado, se lo oprime y restringe entorpeciendo su trabajo.

Entonces, por ejemplo, el Metal, puede dominar en exceso a la Madera debilitándola o aprovechando su previa debilidad.

Ciclo de Oposición

El ciclo muestra cómo un Movimiento se vuelve contra quien lo controla, se invierte el ciclo de Dominación en una contra Dominación.

Así el Agua se rebela contra la Tierra, que es el Movimiento que (en el contexto de la expresión equilibrada de los ciclos) la domina.

En esta situación el desequilibrio es importante y tiende a agravarse.

Es recomendable conocer y retener las relaciones entre los Cinco Movimientos, puesto que permiten comprender muchos aspectos de la Medicina China, lo que se dice en los textos de estudio y en los clásicos. Por ejemplo, cuando se estudia el efecto que tiene la ingesta excesiva de un sabor, en los tejidos del cuerpo, se utiliza el ciclo de Dominación. Así, el exceso de dulce (sabor correspondiente al Movimiento Tierra) generará trastornos en el ámbito del Agua, que es el Movimiento al que la Tierra domina. Se verificarán problemas en los huesos, los dientes y posiblemente en los cabellos. Vemos que, gracias a la aplicación del Ciclo de Dominación, es posible prever hacia donde irán los trastornos al comer demasiados alimentos de sabor dulce. Además, lleva nuestra atención hacia la relación Huesos - sabor dulce y nos damos cuenta de que, en un trastorno tan habitual en nuestro tiempo como es la osteoporosis, no solamente es importante el calcio (y otros minerales), sino regular el consumo de alimentos con sabor dulce, cosa que no suele tenerse presente en la terapéutica. Es el momento en que se agradece el trabajo de tantos sabios durante el correr de los siglos.

Lo que mencionamos es un ejemplo de las infinitas posibilidades de aplicación de la teoría de los Cinco Movimientos.

Para continuar comprendiendo las relaciones, volvamos a centrarnos en uno de ellos como hicimos en páginas anteriores.

En este caso tomemos al Metal.
- El METAL es hijo de la Tierra
- Es la madre del Agua.
- Domina a la Madera.
- Es dominado por el Fuego.

Gracias a este ejemplo vemos que cada Movimiento mantiene relaciones con los otros cuatro cumpliendo roles distintos. En un caso es la madre de un Movimiento, en el otro es quien domina, y así. Por lo tanto apreciamos que no se le puede asignar un rol fijo a cada uno, que su función va a depender de la relación que mantiene con el Movimiento con quien se lo está uniendo en ese momento. Un ejemplo con los colores: tomemos el verde, al lado del rojo transmite una sensación que es posible notar sin necesidad de ser un especialista en artes visuales. El mismo verde junto al violeta nos impacta de modo muy distinto y en compañía del negro todo vuelve a cambiar. Sin embargo, se trata del mismo color, pero la función que cumple, lo que transmite, cómo vibra, se modifica a partir de la relación que establece con los otros colores. Lo que determina el rol es la relación, el sentido y el lugar que ocupa un Movimiento en particular en un momento dado. Es decir, no está determinado por lo que es individualmente sino por la relación que establece.

Cada Movimiento cumple a la vez todas las funciones y así se equilibran mutuamente manteniendo la armonía en la circulación y transformación de la Energía.

¿Qué ocurre cuando un Movimiento está potente por demás? Va a Oprimir al que domina y se volverá contra el que lo domina a él.

Si el METAL se encuentra con una fuerza excesiva:
• Oprime a la Madera.
• Se vuelve contra el Fuego.

¿Y si el METAL se encuentra debilitado?
• Lo Oprime el Fuego.
• La Madera se vuelve contra él.

LA FORMA EN QUE SE EXPRESA LA ENERGÍA EN CADA MOVIMIENTO

Resulta interesante comprender cómo se mueve la Energía al manifestarse en un Movimiento determinado y las relaciones que surgen entre ellos a partir de las características del Movimiento de la Energía de cada uno.

La MADERA

La Energía tiene una fuerza importante, se expande en todas direcciones. Busca exteriorizarse. Crece hacia arriba.

El FUEGO

La Energía va hacia arriba vigorosamente.

La TIERRA

La Energía gira sobre su propio eje en sentido horizontal.

El METAL

La Energía se mueve hacia adentro. Se condensa, se retrae, tiende a compactarse.

El AGUA

La Energía se mueve hacia abajo.

Ya tenemos una idea de las características de los Movimientos, recordamos qué impulso y en qué dirección se mueve la Energía en cada uno, notemos ahora las relaciones que mantienen a la luz de lo comentado. Iniciaremos con el Agua, el ciclo de transformación de la Energía.

- En el momento AGUA la Energía tiende a estar en reposo, atesorándose y regenerándose para volver a iniciar el ciclo de transformación. Es el momento de quietud, lo previo al Movimiento. Como ir preparando el impulso para comenzar. Así da nacimiento a la fuerza creativa de la Madera. El Movimiento de descenso que la Energía posee en el momento Agua incita al Movimiento expansivo, hacia arriba y afuera de la Madera

- En la MADERA se inicia el Movimiento, tiene la fuerza de lo que quiere nacer, de lo que quiere irrumpir en el mundo. Comienza el desarrollo. El Movimiento es expansivo, explosivo.

Lo que estuvo en reposo, oculto, se muestra hacia el exterior. El impulso de la Energía de la Madera es el inicio del Movimiento que va llegar a la expresión plena en el Fuego

- El FUEGO nos muestra al Movimiento de expansión y exteriorización que ha llegado a su plenitud, se expresa al máximo. La Energía está agitada y se proyecta potentemente hacia arriba. Comentábamos en el apartado sobre Yin Yang al referirnos a la intertransformación, que el Yin se transforma en Yang y el Yang en Yin. En el momento Fuego, asistimos a la transformación del Yang en Yin, la cual será mediada por el Movimiento Tierra, que hará que el cambio no sea brusco. Al llegar al máximo de expresión y Movimiento, la Energía del Fuego comienza a buscar la quietud, disminuyendo su impulso. El mismo ímpetu del Fuego incita a la fuerza de la Tierra para que module la fuga hacia arriba de la Energía del Fuego. Ya no puede seguir creciendo la Energía, comienza el regreso

- Al llegar a la TIERRA, el impulso expansivo y ascendente se transforma en un Movimiento que gira sobre sí, no sigue creciendo y tampoco frena o desciende. Es una etapa de transición, equilibrio antes del cambio, del crecimiento del Yin. La Tierra recibe la Energía del Fuego, la transforma y la modula para ir convirtiéndola en la Energía del Metal. Cuando la Energía de la Tierra sea potente, el impulso contractivo del Metal también lo será

- El METAL recibe la Energía giratoria de la Tierra y se constituye el momento contractivo, la Energía va hacia el centro. Es el tiempo de retornar, el viaje de transformación que viene realizando la Energía, va llegando a su fin. Se va imponiendo el regreso al punto de partida. La Energía se torna más densa. Al transformar el Movimiento giratorio que expresa la Tierra, en Movimiento de condensación, deja despejado el camino para que la Energía tome la dirección descendente propia del Agua, cuya fuerza depende de la potencia centrípeta y condensadora de la Energía del Movimiento Metal.

55

- De regreso al AGUA. Se ha cumplido todo el ciclo de transformación de la Energía a partir de las etapas de crecimiento y decrecimiento del Yin y el Yang. Si la capacidad del Agua de atesorar y regenerar la Energía, de mantener la vida en espera (como ocurre en el invierno) carece de fuerza, la transmisión a la Madera será débil. En consecuencia la Madera tendrá menos potencia. Otro tanto ocurre si la fuerza descendente de la Energía del Agua es pobre. Pero como, además, el Agua representa el final del ciclo y el nuevo comienzo, todo el ciclo que se inicia se verá afectado.

En el ciclo que observamos siguiendo las transformaciones de la Energía vemos que:

Desde el Agua al Fuego, crece el Yang y desde el Fuego al Agua, crece el Yin.

Desde el Agua al Fuego decrece el Yin y desde el Fuego al Agua, decrece el Yang.

Los Movimientos también se ayudan equilibrándose mutuamente

El AGUA. La fuerza descendente de la Energía en esta fase equilibra a la Energía ascendente ejercida por el Fuego. Si esta acción es débil, el Fuego carece de contrapeso y su Energía se dispara hacia arriba sin freno alguno, dispersándose, lo cual desvirtúa su tarea y rompe el equilibrio. El Agua representa a lo frío que evita el excesivo Calor del Fuego. En el cuerpo esto podría ser equivalente a que se vayan agotando los líquidos orgánicos por acción del Calor.

El Agua demasiado potente enfriaría por demás y podría extinguir al Fuego.

La MADERA. La incitación al Movimiento expansivo, siempre en crecimiento de la Madera, ayuda a la Tierra para que no exagere el Movimiento de su Energía, que gira sobre su eje. Evita que se encierre en sí misma, con lo cual se correría el riesgo de que haga más lento el impulso y que finalmente se detenga.

La Madera con poca fuerza deja que la Energía de la Tierra se haga lenta y deteriore así su dinamismo.

La Energía de la Madera demasiado pujante subvierte y altera a la Tierra, influyendo negativamente en su capacidad operativa.

El FUEGO. Apoya a la Energía del Metal para que no se haga demasiado sólida y fría. Modula la fuerza contractiva de la Energía del Metal.

La Energía debilitada del Fuego favorece la rigidez del Metal, disminuye su capacidad de adaptación.

Si la potencia del Fuego es exagerada, el metal pierde la forma, deviene demasiado maleable.

La TIERRA. Gracias a la acción de su Energía que gira, la Tierra regula el impulso de descenso de la Energía del Agua.

Cuando la Tierra es débil, el Agua aumenta su capacidad de hundirse hacia lo profundo.

El excesivo accionar de la Energía de la Tierra, hace más difícil el Movimiento de descenso del Agua, favoreciendo la acumulación.

El METAL. La colaboración que el Metal le ofrece a la Madera es la de modular la Energía expansiva y hacia arriba que la caracteriza. El Movimiento contractivo de la Energía del Metal equilibra el expansivo de la Energía de la Madera.

Si el Metal es débil, la Madera se hace poderosa y puede arrasar con todo.

La fuerza demasiado poderosa del Metal restringe por demás el Movimiento, la expansión y el crecimiento de la Energía de la Madera.

El rol de la TIERRA

Este Movimiento, por sus características, es el gran armonizador de todos los elementos. Cuando apreciamos el lugar que ocupa la Tierra en el gráfico que sigue nos es más sencillo comprender lo dicho.

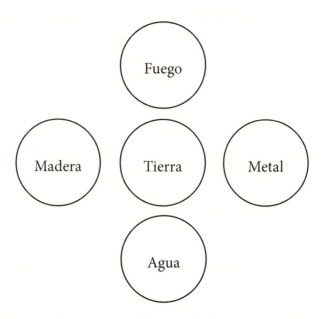

La Tierra, en el centro, equidistante de los otros Movimientos, se constituye en un factor que nuclea a todos los demás, dando unidad a todo el sistema. La Tierra evita que los otros Movimientos se disgreguen. Equilibra el Movimiento ascendente del Fuego y el descendente del Agua. También el Movimiento expansivo de la Madera y el contractivo del Metal.

La forma en que se comporta la Energía y las características de cada Movimiento conforman un océano de posibilidades cuando queremos relacionarlo con las Flores. Un mínimo ejemplo: la expansividad de la Madera y la plenitud de la Energía del Fuego, que fácilmente puede ser exagerada, nos llevan a percatarnos de Vervain, cuya forma de estar en el mundo se puede comprender a partir de los Movimientos mencionados. Una vez verificada esta relación, investigaremos aspectos relacionados con el Fuego y la Madera en las personas marcadamente Vervain, los Órganos implicados, los tejidos, las Emociones…

COMENZANDO A ESTABLECER RELACIONES

Decíamos que todo aquello que participe de las características de un Movimiento determinado puede ser clasificado dentro de las filas de ese Movimiento. Los párrafos que desarrollamos acerca de los movimientos de la Energía y sus relaciones según los Cinco Movimientos, así como sus características, nos permiten comprender muchas de las adjudicaciones que se hacen de una persona, cosa, suceso, Órgano, tejido, etc., a un Movimiento en particular.

En la MCH cada uno de los Cinco Órganos (Hígado, Corazón, Bazo, Pulmón y Riñón) corresponde a un Movimiento, puesto que su función fisiológica tiene analogía con las características del Movimiento al que se asigna. (Consultar el cuadro de correspondencias)

Las correspondencias entre el Movimiento y el Órgano se extienden hacia los tejidos relacionados con él, hacia Órganos de los sentidos, las Vísceras, los fluidos corporales… A su vez, estas relaciones abarcan a las Emociones y los Psiquismos, que al estar relacionados con los Órganos no solamente muestran la integridad de los procesos y sustratos en el ser humano, sino que dejan planteado un mundo de relaciones entre los Órganos, las Emociones, los Psiquismos y, por intermedio de los Órganos, con toda su área de influencia en el cuerpo. Son caminos que se encuentran y nos permiten pasar de las Emociones al cuerpo, al Psiquismo, a los Órganos.

De este modo podemos comprender cómo es que la acción de una flor influye en determinado Órgano o tejido. También nos es posible, al utilizar las Flores, modular la dinámica de las Emociones, los Psiquismos, la influencia que ejercen en los Órganos y, por lo tanto, en los territorios con los cuales estos se relacionan.

Por medio de los Patrones Transpersonales desarrollados por Ricardo Orozco, la posibilidad de vincular las Flores con el mundo de relaciones planteado se amplía aun más.

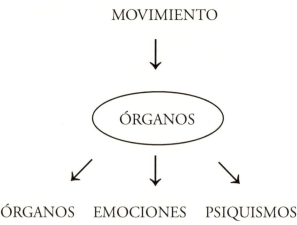

MOVIMIENTO

ÓRGANOS

ÓRGANOS   EMOCIONES   PSIQUISMOS

APLICACIONES EN EL ÁREA DE LA MEDICINA CHINA

- Los Cinco Movimientos permiten observar la integración de las distintas estructuras y funciones del organismo.
- Se pueden explicar las funciones fisiológicas de Órganos y Vísceras de acuerdo con las características de cada Movimiento.
- Las relaciones fisiológicas entre Órganos y Vísceras pueden verse a la luz de los ciclos de Generación y Dominancia.
- También las relaciones patológicas pueden ser estudiadas desde la perspectiva de esta teoría, observando, por ejemplo, cómo evolucionan y se transmiten los desequilibrios siguiendo los distintos ciclos.
- Los Cinco Movimientos proporcionan posibilidades diagnósticas y principios orientadores del tratamiento.

Las aplicaciones a la Medicina son muy amplias. Consideremos que las teorías de Yin Yang y Wu Xing (Cinco Movimientos) son pilares fundamentales de la Medicina China.

Algunas de las aplicaciones pueden ser de gran utilidad para nuestro trabajo con las Flores.

La transmisión y evolución de los desequilibrios puede ser una de ellas.

60

La teoría de los Cinco Movimientos aporta un modelo para comprender la forma en que los desequilibrios pueden ir evolucionando, cambiando. Las relaciones entre los Cinco Movimientos nos muestran los caminos por donde pueden desarrollarse los trastornos. La transmisión puede tomar distintas rutas, según los distintos ciclos.

Para seguir mejor lo que explicamos a continuación es conveniente tener a mano el esquema con los Cinco Movimientos y sus relaciones.

Por el ciclo de Generación

- El desequilibrio de la madre se transmite al hijo
  El Movimiento madre no alimenta al hijo
  El Agua en deficiencia no puede nutrir a la Madera
- El desequilibrio del hijo se transmite a la madre
  El Movimiento hijo agota a su madre
  El Fuego agota a la Madera

Por el ciclo de Opresión

- El Movimiento que domina es demasiado potente
  La Madera oprime a la Tierra
- El Movimiento oprimido es débil
  La Tierra está debilitada incitando a la Madera a oprimirla

Por el ciclo de Oposición

- El Movimiento que domina está débil
  El Metal tiene poca potencia, la Madera lo somete
- El Movimiento dominado tiene mucha fuerza
  El Fuego es demasiado fuerte y se vuelve contra el Agua

Cuando un Movimiento está débil

Es necesario buscar dónde está el exceso.

El Movimiento que está débil puede estar siendo Oprimido por quien lo domina y es allí donde está el exceso. Ocurrirá también que el que está débil sufra la Oposición del Movimiento al que debería dominar.

El Fuego está débil. Probablemente el Agua tenga Energía por demás y el Metal «aproveche» la debilidad del Fuego para colocarse en Oposición.

Cuando un Movimiento tiene fuerza excesiva

Un Movimiento que se manifiesta con exceso de Energía tiende a Oprimir al que domina y a Oponerse al Movimiento que lo domina a él. El Metal demasiado fuerte, Oprime a la Madera y se Opone al Fuego.

Otra mirada

Uno de mis maestros y amigo, Ricardo Fernández Herrero, sostiene que cuando un Movimiento está en exceso interrumpe la transmisión de Energía hacia su hijo y la deriva hacia quien domina, por lo tanto lo Oprime.

La Tierra en exceso deja de suministrar Energía al Metal y Oprime al Agua.

Así se desequilibra toda la dinámica de los Movimientos. Imaginemos lo que sucede cuando el hijo del que está en exceso deja de nutrirse, se debilita, no puede nutrir a su hijo y falla en la función de Dominación…

Los Cinco Movimientos pueden orientarnos cuando evaluamos el motivo de consulta de quien nos viene a ver, nos ayudan a direccionar el trabajo con el consultante y favorecen la elaboración de estrategias.

SUGERENCIAS PARA EL TRABAJO EN LA CONSULTA

LAS EMOCIONES

Si bien acerca de las Emociones hablaremos en otro capítulo, las correlaciones que se pueden establecer a partir de las relaciones entre los Órganos, su terreno de influencia y las Emociones son de enorme utilidad. Igualmente es necesario saber que las Emociones afectan a todo el cuerpo, a la totalidad de la persona, y que el correlato de una emoción con un Órgano no es algo rígido, sino más bien un punto de referencia que nos permite investigar.

Al dar una flor que equilibra la emoción estamos favoreciendo el equilibrio del Órgano que se relaciona con ella.

Por ejemplo. La Ira hiere al Hígado, lo cual generará su disfunción. Al utilizar Holly estamos aportando armonía a este Órgano, mejorando indirectamente (vía la regulación de la Ira) su funcionamiento.

Además, todo trastorno que el Hígado padezca puede verse aliviado al no tener la presión de la Ira y lo que ella provoca en su funcionalidad. Evitamos de esta forma que actúe sobre él, el factor patógeno Ira. Por otra parte, esta emoción puede agravar los trastornos que el Hígado y sus territorios puedan tener.

Siguiendo con el ejemplo, la presencia de la Ira nos puede llevar a investigar si hay trastornos en los tejidos asociados con el Hígado, es decir con su área de influencia.

EL ÓRGANO Y SUS TERRITORIOS DE INFLUENCIA

Ahora vamos de los trastornos en alguna zona del cuerpo a las Emociones. Sabemos por las correspondencias de los Cinco Movimientos que los músculos son zona de influencia de la Tierra, por intermedio del Bazo. Si se altera la consistencia de los músculos, o si hay debilidad en los cuatro miembros, podemos preguntar acerca de la nostalgia, el exceso de actividad mental: estudiar mucho, pensar mucho acerca de algún tema. También ver qué le ocurre a la persona con las obsesiones, con la fijación en algún tema.

LOS PSIQUISIMOS

También tendrán su capítulo. Aquí diremos que, como ocurre con las Emociones, los Psiquismos asociados con un Movimiento y, por lo tanto, con un Órgano, pueden indicarnos disfunciones de algún Órgano y de sus áreas de influencia. También lo opuesto, la alteración de un tejido o zona corporal, nos lleva a percatarnos de los aspectos que constituyen el Psiquismo del Órgano relacionado.

PREVENIR

Conocer la relación entre las Emociones, los Órganos, los Psiquismos y los distintos tejidos y zonas del cuerpo, nos permite ver hasta dónde ha llegado el desequilibrio, qué grupo de Emociones ha impactado, si evolucionó hacia el cuerpo o los trastornos se encuentran a nivel de las Emociones y los Psiquismos.

Otro aspecto concerniente a la prevención es el que ya mencionamos al hablar de la transmisión de los trastornos. Como ejemplo veamos algo básico: cuando percibimos que el desequilibrio está a nivel de un

Movimiento, cuidamos al Movimiento que el afectado domina. Si el Fuego se encuentra alterado, prestaremos mucha atención al Metal para fortalecerlo y evitar que se transmita a él la perturbación.

Si lo miramos desde el trabajo con las Flores, nos podemos centrar en las Emociones. En el caso del ejemplo, observaremos que al Metal (al Pulmón) no lo debilite la tristeza, eso sería fortalecerlo. Tendremos a mano Mustard, Sweet Chestnut, puesto que la angustia también afecta al Pulmón, que corresponde al Metal. Alertas a que no se afecte vía alteraciones de su Psiquismo, favoreceremos la adaptación a los cambios. Imaginemos a una persona marcadamente Rock Water que se encuentra en la situación del ejemplo. Por una parte, un poco del Calor del Fuego le vendría bien para que no sea demasiado rígida, pero un exceso o una debilidad del Fuego lo alterarían, se sentiría más inseguro o más duro, menos flexible. Es por eso que, sabiendo que hay trastornos en el Fuego (Corazón), intentaríamos favorecer el funcionamiento armónico del Metal. Será más sencillo o más complicado según sean las circunstancias y la tendencia floral de la persona. No es igual cuidar el Metal de alguien Rock Water, que de alguien Impatiens, Vervain o Mimulus. Cada uno de estos modos florales nos llevará a estar atentos a aspectos distintos del Metal. Por ejemplo en la situación Mimulus, trataremos de evitar más retracción, puesto que desequilibraría al Metal cuyo movimiento de la Energía ya es contractivo, frenador del impulso. Alguien Vervain desequilibrará al Metal forzando todas las restricciones.

LA EVOLUCIÓN DEL TRATAMIENTO

Datos registrados en los textos antiguos ya nos avisan de que si los desequilibrios se trasmiten a través de los ciclos de Generación, es decir de madre a hijo, resultan menos severos que si lo hacen del hijo a la madre.

Lo mismo ocurre con los desequilibrios que pasan vía el ciclo de Dominancia, son menos graves que los que lo hacen por el ciclo de Oposición (el dominado se opone al Movimiento que lo domina). Sin que esto sea algo absoluto, ni mucho menos una sentencia podemos mirarlo desde las Emociones para orientarnos. Tomemos el miedo (corresponde al Agua). Si una persona viene sintiendo miedo desde hace bastante tiempo, comienza a sentir Tristeza (corresponde al Metal) y esta emoción se instala, podríamos estar atentos a una evolución no muy buena. Si en cambio del miedo pasa a la Ira (corresponde a la Madera) el movimiento de las Emociones sigue el ciclo de Generación, con lo cual observaríamos que la evolución es buena. No nos estamos refiriendo a las Emociones que llegan, se sienten y siguen. Estas Emociones no son crónicas o de larga data.

Nos damos cuenta que un Movimiento está afectado por los trastornos de las Emociones que le competen, o por sus Órganos, territorios corporales y Psiquismos asociados en desequilibrio.

Siempre se trata de indicadores que nos orientan, que nos llevan a preguntar, a trabajar con nuestro consultante, es en ese trabajo conjunto que toman sentido y veracidad los datos obtenidos por este camino.

LAS RELACIONES ENTRE LOS CINCO MOVIMIENTOS

Cuando se instala una Emoción y perdura en el tiempo, podemos verla a la luz de las relaciones entre los Movimientos.

El resentimiento indica un trastorno correspondiente a la Madera a la que entonces tomaremos como punto de referencia.

Veamos si hay más padecimientos, en otros niveles (como el cuerpo), en ese mismo Movimiento. Además percibamos qué ocurre a nivel del Metal (tristeza) que domina a la Madera, de la Tierra (nostalgia, preocupación) que es dominada, del Fuego (Alegría, excitación) que es el hijo, del Agua (miedo, susto), que es la madre.

De esta manera podremos detectar si otro Movimiento está influyendo en la Madera de modo tal que haga más difícil modular el resentimiento. O el desequilibrio de la Madera está obstruyendo el desempeño de los otros Movimientos. Regulando también las Emociones asociadas a los otros Movimientos en desequilibrio, favorecemos la armonía para que se resuelva el resentimiento. Evidentemente la persona deberá hacer su parte, pero tendrá el camino más despejado.Por ejemplo, al modular las Emociones asociadas a la Tierra (nostalgia, exceso de reflexión, preocupación) se mejoran las posibilidades de resolver el resentimiento. Los estancamientos y mucosidades que se pueden generar al funcionar mal el Bazo (corresponde a la Tierra) son una base para que el resentimiento se haga crónico. La Tierra perjudica a la Madera (ciclo de Oposición). Del mismo modo quien se encuentre resentido durante largo tiempo tenderá a generar mucosidades, a los estancamientos, al enlentecimiento de la circulación de los líquidos (la Madera en desequilibrio, afecta a la Tierra). He observado en personas con resentimientos antiguos, lentitud en la circulación de la linfa y acumulación de mucosidades.

Puede ser de utilidad preguntar qué trastornos aparecieron primero para observar cómo fue evolucionando el desequilibrio.

En la Medicina China, existen principios de tratamiento basados en las relaciones entre los Cinco Movimientos, lo cual sería de gran utilidad desarrollar en un próximo libro.

Otra forma de utilizar las relaciones es detectar los desequilibrios y favorecer el desarrollo del Movimiento que aporta equilibrio, cultivando la armonía de las Emociones que se le asocian y la manifestación equilibrada del Psiquismo que nos aporta Virtudes.

Digamos que el Movimiento desequilibrado es el Metal, lo cual se muestra con una tristeza importante. Buscaremos desarrollar el Movimiento Fuego, permitiendo la manifestación de la alegría con las esencias que creamos más convenientes. Guiándonos por los defectos y las Virtudes que se corresponden con los Doce Curadores, propondríamos Water Violet, cuya Virtud es la Alegría. Así, no solamente estamos enfocándonos en la tristeza. Buscaríamos equilibrar los aspectos relacionados con el Fuego, para que pueda cumplir con su función de modular al Metal, por ejemplo evitando la excitación, la aceleración, el estímulo porque sí. Favoreceríamos el equilibrio de la Tierra para que nutra al Metal, modulando la nostalgia y la preocupación, por ejemplo. Para que esto ocurra usaremos las esencias pero además recomendaremos actitudes y tareas asociadas al Movimiento que regule la desarmonía. Ya tendremos más claridad en cuanto a cómo hacerlo conforme va avanzando la lectura.

LAS RELACIONES CON LA NATURALEZA

Los colores, los momentos del día, los sabores y el clima, asociados a un Movimiento, son elementos que aportan datos importantes.

El color verde, correspondiente a la Madera, cuando aparece en el rostro puede indicar trastornos a nivel del Hígado. Pensaremos en la Ira como Emoción.

Los sabores nos indican también la posibilidad de que un Movimiento esté afectado. El sabor Ácido se corresponde con la Madera, si a la persona le agrada este sabor o lo rechaza, nos lleva a investigar desequilibrios en el área de la Madera.

Uno solo de estos datos no nos habilita para ser categóricos en cuanto a la evaluación. Es necesario combinar la información recibida con otros aspectos de la evaluación, ya sea de acuerdo con los conocimientos relacionados con el trabajo floral o con más información proveniente de los recursos que nos proporciona la Medicina China.

CÓMO ACOMPAÑAR EL TRATAMIENTO

Sabiendo la Emoción, El Psiquismo o las zonas y tejidos del cuerpo afectados es posible tomar los recaudos para favorecer la recuperación del equilibrio. Siguiendo con la Madera, cuando se encuentra afectada no es conveniente abusar del sentido de la vista, mucho menos por la noche y si se trata de una mujer embarazada, sería mejor que prestara mucha atención a estas sugerencias.

También nos será de utilidad conocer qué sabores perjudican la evolución del tratamiento. En este caso, demasiado o nada de ácido no ayuda, el exceso de picante generará más desarmonía. Así vemos que el picante podría interferir negativamente cuando estamos intentando modular la Ira.

EL CICLO

El ciclo de Generación puede ser aplicado a distintas situaciones.

Una forma de utilizarlo es tomar todo el ciclo como el Movimiento de la vida por las distintas etapas.

En el Agua permanecemos en un estado indiferenciado para nacer en el momento de la Madera, el desarrollo y crecimiento se desenvuelve en el Fuego, se llega a la adultez en el momento Tierra, a la vejez en el Metal y a la muerte, el retorno, nuevamente, en el Agua. Es posible realizar todo ese ciclo y no aprender. También tratar de esquivarlo y regresar rápidamente, como en el caso de Clematis, que ansía retornar al inicio sin meterse de lleno en la vida y realizar el ciclo con el consiguiente aprendizaje.

Se puede quedar estancado en un Movimiento a pesar de crecer e ir ganando años. Por ejemplo en el Fuego, siempre joven, negando el paso del tiempo, pretendiendo estar en la cresta de la ola energética siempre. ¿Cómo le fue en cada etapa a la persona que nos consulta? ¿Pudo desplegarse con la Energía de la Madera? ¿A pesar de ser un momento de expansión, le toca restringirse? ¿Cómo se ve esta circunstancia hoy que está transitando por la Tierra, qué secuelas dejó? El trabajo de Francesc Marieges con los Cinco Movimientos en relación con el autoconocimiento y la evolución resulta excelente, tanto en su vertiente teórica como práctica. Su libro, *El Tao del cambio*, aporta muchísimo a nuestra tarea floral.

El mismo ciclo se puede aplicar para comprender la forma en que actúa una persona en los distintos momentos de un emprendimiento.

¿Le cuestan los inicios (la Madera) o las cosas se le complican en el final (el Agua)? ¿Qué le pasa cuando es la etapa de sostener lo conseguido (la Tierra)? ¿Y en el momento de cosechar los frutos del trabajo (el Metal)?

Repetidamente nos encontramos con consultantes que tienen problemas en un mismo momento de los mencionados y muchas veces ni siquiera lo han notado. Entonces podemos ayudar destrabando el estancamiento, con las esencias y con los otros aspectos relacionados con el Movimiento en desequilibrio y su relación con los otros. Si una persona tiene complicados los inicios, veremos cómo se maneja cuando las cosas se terminan. Si los problemas en los inicios de las cosas son porque se acelera y expande por demás o, porque le falta impulso, se retrae y restringe (la Madera puede estar débil y/o el Metal muy fuerte).

LAS CARACTERÍSTICAS DE LOS MOVIMIENTOS Y LAS PERSONAS

Las personas tienden a expresarse vitalmente como alguno de los Cinco Movimientos. Si estamos ante alguien que se expresa como la

Madera, lo hará con mucho impulso, con un modo de ser expansivo, que en situaciones de desequilibrio se puede volver invasivo. Esto nos dará pautas de cómo acumula y drena la Energía, qué errores tiende a cometer, qué le genera sufrimiento, todo lo cual es susceptible de ser trabajado con las Flores.

La visión que tengamos observando con estos criterios se amplía y enriquece al incorporar los Psiquismos, las Emociones y los Órganos.

LA TENDENCIA A ESTAR EN EL MUNDO Y EL APRENDIZAJE

Este punto tiene estrecha relación con el anterior. Tal como lo comenta Eduardo Alexander en su tesis «Nutriendo a vitalidade», en una etapa temprana de nuestra vida, en un momento determinado, un suceso (probablemente traumático) nos deja procesando el mundo desde un solo lugar, fijados. Lo miramos desde uno de los Movimientos. Tendemos entonces a interpretar todo lo que sucede y nos sucede, desde allí. Esta circunstancia lleva a acumular mucha Energía en el Movimiento en el cual quedamos fijados, generando debilidades en otros. Las Emociones, los Psiquismos, los trastornos físicos, son una guía para ayudarnos a descubrir qué Movimiento priorizamos para procesar todo lo que nos llega. Cuando lo identificamos, es el momento de desarrollar las Virtudes que se asocian con ese Movimiento, como forma de desestructurar la rigidez interpretativa. Las Flores son unas de las herramientas más adecuadas para cultivar las Virtudes. Ya veremos por qué.

Las expuestas son algunas de las tantas aplicaciones que los Cinco Movimientos aportan. Quizás el modo más sencillo para comenzar sea utilizar las correspondencias para establecer las relaciones entre los Órganos, las Emociones, los Psiquismos y los tejidos y zonas del cuerpo.

Las Emociones y los Psiquismos nos proponen herramientas que no están alejadas de nuestra tarea como terapeutas florales.

Percibir en quienes nos consultan las Emociones, observar qué Psiquismos están desequilibrados y dar las esencias correspondientes puede formar parte de las competencias de todo terapeuta floral.

Es una forma de organizar la información que sabemos obtener aplicando nuestro entrenamiento como terapeutas.

Los Cinco Movimientos nos permiten ver la trama que une los distintos datos que obtuvimos, integrándolos, haciendo más profunda y amplia nuestra comprensión, permitiéndonos posibilidades terapéuticas a las cuales quizás no hubiésemos arribado.

CAPÍTULO 3

LAS EMOCIONES

Las emociones son como un océano en el cual estamos inmersos. Cuando como terapeutas florales (TF) entramos en contacto con nuestros consultantes, estas son, en muchas ocasiones, el nexo que nos lleva a las Flores. Junto con los pensamientos, pueden ser la brújula que nos muestra cuál es la forma en que está en el mundo la persona que nos consulta y, por lo tanto, cómo reacciona frente a las instancias de la vida, entre ellas la enfermedad. También puede darnos pistas acerca de los Defectos y las Virtudes que es necesario trabajar.

El lugar que la Medicina China le da a las emociones puede ser de mucho interés para nuestra tarea con las Flores.

Si miramos este tema desde un poco más atrás en el tiempo y desde la visión del Taoísmo, las emociones surgen cuando la Energía deja de estar en el centro y asciende a la cabeza. Al moverse hacia arriba, se manifiesta como emoción.

Cuando se separan el Yin y el Yang y dejamos de ser uno, los Cinco Movimientos pierden su forma natural y ya no se manifiestan en la acción como las Cinco Virtudes, sino que lo hacen como las Cinco Emociones… y empieza el baile.

Dentro de la construcción que la MCH hace acerca de las causas de las enfermedades, las emociones ocupan su lugar como causas internas. También se las llama heridas internas. Concebir a las emociones como algo que genera heridas en nuestro interior ya es toda una toma de posición.

Pueden afectar directamente a los Órganos internos.

Pero es necesario aclarar que, para que las emociones lleguen a «herir» y, por lo tanto, constituirse en causa de enfermedad, tienen que llenar ciertos requisitos que son:

- Que sean muy fuertes.
- Que sean brutales.
- Que perduren por bastante tiempo.
- Que sean repetidas.

Si guardan estos parámetros logran perturbar a la Sangre, a la Energía y a su mecanismo de circulación.

Ya tenemos una aplicación a nuestra tarea. Al trabajar en consulta, registremos las emociones que se repiten, no solo en el momento actual sino también aquellas que insisten periódicamente. También las que perduran, que pueden ser la base sobre las que se asientan muchos de los trastornos que se expresan incluso en el cuerpo.

Los Órganos internos: Hígado, Bazo, Corazón, Pulmón y Riñón, son la base material de las emociones, donde ellas arraigan.

Estas pueden provocar trastornos a nivel de los Órganos internos. Las disfunciones de los Órganos internos pueden afectar a la mente, condicionándola a manifestar las emociones correspondientes al Órgano en desequilibrio.

En palabras de Ricardo Fernández Herrero cuando el Órgano se afecta, desprende hacia la mente la predisposición a sentir una determinada emoción.

Adelantábamos en el capítulo anterior, que los Órganos internos despliegan su influencia en distintas áreas del cuerpo: fluidos, Órganos de los sentidos, tejidos… y también en la esfera emocional y de los Psiquismos. Esta influencia se explica, en parte, debido a las correspondencias de los Cinco Movimientos, pero también por las funciones fisiológicas y los canales (meridianos) relacionados con cada Órgano. Una vez más, se pone de manifiesto la concepción integral que la MCH tiene del ser humano.

Además de ser una de las causas de enfermedad, a las emociones las encontramos como síntomas en distintos síndromes relacionados con los Órganos, con la Sangre y con la Energía.

Al referirnos a las emociones como causa de la enfermedad, las encontraremos como los Siete Sentimientos o Siete Pasiones. Estas son la Alegría, la Ira, la Tristeza, la Reflexión, el Abatimiento, el Miedo, el Terror o Pavor.

Las emociones también se asocian (como vimos) a los Cinco Movimientos. Correspondiéndole a cada uno una emoción. A la Madera se asocia la Ira, al Fuego la Alegría, a la Tierra la Preocupación, al Metal la Tristeza y al Agua el Miedo.

Antes de pasar a comentar una a una estas emociones, para comprenderlas mejor y conocer cómo las enfoca la MCH, quiero resaltar un aspecto relacionado con ellas que puede sernos de interés.

Cada una de las emociones afecta a la Energía de un modo particular, la impulsa a comportarse de determinada manera. Las Flores, al modular los estados emocionales influyen en la Energía, ya veremos cómo llevar estos conocimientos a la consulta.

Por otra parte, todas las emociones, afectan al Corazón, que coordina el funcionamiento de los Órganos y las Vísceras. Al perturbarse este, influye en todas las funciones desequilibrándolas.

Los Órganos que más se perturban con la acción de las emociones desequilibradas son el Corazón, el Bazo y el Hígado.

También tenemos que saber que la relación entre una emoción y un Órgano no es rígida. Una vez más, es una herramienta que nos orienta a la hora de trabajar con nuestros consultantes. En realidad, las emociones afectan a la totalidad del cuerpo. Todo el cuerpo tiene conciencia y, como venimos viendo, hay una interrelación entre cada parte del cuerpo, Órganos, tejidos, emociones…

LA IRA

Cuando el ímpetu y la asertividad (aspectos del Psiquismo del Hígado, ver el próximo capítulo) se ven entorpecidos, o se desequilibran, surge la Ira.

El impulso que nos lleva a avanzar, a ser capaces de vérnoslas con los obstáculos, se vuelve infructuoso, encontramos trabas formidables o nuestras fuerzas no nos alcanzan para atravesar las dificultades. Algo similar a lo que le ocurre al niño que no puede poner en funcionamiento su juguete y en un determinado momento lo arroja contra la pared, encolerizado. Por eso la Ira conlleva cierto grado de frustración cuando la relacionamos con lo dicho. Acompaña a la indignación y se yergue ante la injusticia.

Hay personas que cuando lo mínimo sale mal, ya están montadas sobre la Ira. Es cierto también que es una emoción que impulsa, lo que nos lleva a ver que algunas personas la utilizan como medio de transporte, para poder hacer, para poder entrar en acción.

Otro aspecto de esta emoción, muestra su funcionalidad en relación con el peligro. Nos permite reaccionar. Es un instrumento de la supervivencia que ayuda a la manifestación del Agua, el Miedo, que siente el peligro. La Ira nos permite accionar en consecuencia. En muchas ocasiones, como es sabido, la Ira es una de las caras del miedo. Nótese la vinculación entre el Movimiento Agua y el Movimiento Madera, según el ciclo de Generación.

Encontramos gente que está alerta permanentemente, porque se siente en peligro en toda situación. Esto mismo puede ser causa de insomnio.

Veremos que tiene que ver con afirmarse, con el «aquí estoy yo», con la afirmación de la individualidad. La Ira en desequilibrio es una emoción que desune. Irrumpe como el Viento, lo arrebata y trastoca todo. Expresada de forma inarmónica implica la necesidad de afirmarse en contra del semejante.

☯

Manifestaciones de la Ira

Resentimiento, la Ira contenida, la irritabilidad, la sensación de contrariedad, la frustración, la indignación, la animosidad, la amargura, el sentirse ofendido.

Movimiento de la Energía y Órgano afectado

- Hace ascender a la Energía.
- Afecta al Hígado.

Los síntomas

Los síntomas se manifiestan en la parte superior del cuerpo.

En la cabeza y el cuello:

Cefaleas, mareos, acúfenos, manchas rojas en la parte anterior del cuello, cara enrojecida, sed, lengua roja, gusto amargo en la boca.

En los casos graves pueden presentarse síncopes y ACV (accidente cerebro vascular). Un síntoma común y habitual es la cefalea. Puede incluso llegar a ocurrir que haya vómitos de Sangre y diarrea.

La Sangre y el Yin del Hígado influyen en la predisposición a sentir Ira. La insuficiencia de estos dos aspectos suele ocasionar que la persona tienda a estar iracunda, incluso con momentos de explosividad.

Cuando la emoción persiste en el tiempo o es muy potente, puede trastocar las funciones del Estómago, el Bazo y el Riñón, generando síntomas que nos llevan a investigar acerca de la Ira.

Cuando están afectados estos Órganos se manifiestan de la siguiente manera:

Estómago: hipo, eructos, vómitos.

Bazo: hinchazón abdominal, diarreas con alimentos sin digerir.

Riñón: pérdida de memoria, miedo, debilidad lumbar y de rodillas.

Ésta es una emoción que puede enmascarar muchas otras, como depresión, miedo, culpa… Socialmente, la Ira es más aceptada que las otras emociones a las que podría estar cubriendo.

Cuando la Ira persiste y deja de manifestarse, llega el momento, en que fluye y luego se desvanece, va apareciendo el Resentimiento, la persona comienza a tener un comportamiento agresivo de base.

Si se arriba a un importante equilibrio con respecto a esta emoción, se tiene la capacidad de ejercerla con una gran suavidad.

LA ALEGRÍA

La sensación de expansión de la vida da nacimiento a una Alegría más cercana a la serenidad que a la Alegría agitada, casi eufórica, habitual hoy en día.

Es un tipo de Alegría cuyo Fuego no obliga a perder la serenidad que nos confiere el Metal, no expulsa la claridad serena del Corazón.

Si no es buscada insistentemente como la única emoción que se desea tener, acompañada de estímulo permanente, es decir, cuando es espontánea, fortalece la salud. Distiende y relaja. Mejora las funciones de todos los Órganos y favorece el libre fluir de la Sangre, la Energía y los Líquidos Orgánicos.

Manifestaciones de la Alegría

La Alegría hace referencia también a la:

Excitabilidad, necesidad de estímulo, hiperemotividad, reír desequilibradamente.

Movimiento de la Energía y Órgano afectado

- Relaja la Energía.
- Afecta al Corazón.

Ya se consigna en textos antiguos como el «Su Wen» (que forma parte del *Canon de Medicina Interna* de Huang Ti) que la Alegría es una emoción muy benéfica. Si es vivida armónicamente y, sobre todo, cuando no es forzada (como ocurre en estados Agrimony), favorece las funciones del Corazón. La Energía Nutritiva y la Energía Defensiva se armonizan y circulan.

La Alegría tiene un efecto equilibrador, vuelve a la Energía más armónica y favorece un estado mental de relajación y tranquilidad.

El problema surge cuando la Alegría se vuelve excesiva. Entonces tiende a dispersar la Energía, en especial la del Corazón, de esta manera el *Shen* que es atesorado en él, pierde su lugar de residencia, lo que genera diversos trastornos (ver el capítulo sobre los Psiquismos).

Los síntomas

Los síntomas que usualmente se ven cuando hay desequilibrios relacionados con la Alegría son:

Palpitaciones, risas y llantos, inquietud, se habla mucho, euforia y depresión que alternan.

Insomnio, disminución de la memoria, dificultades para concentrarse, cansancio mental.

Cuando la Alegría es exagerada e insistente va camino a la amargura.

LA TRISTEZA

Para algunos autores la Tristeza tiene relación con la compasión. Con la capacidad de sentir el sufrimiento de los otros registrar esto como pena.

De algún modo nos permite unirnos al otro, ser capaces de salir de nosotros mismos para percibir el dolor aunque no sea nuestro.

Es la emoción de lo que se va terminando, de la separación de lo que nos es querido. Hasta si lo miramos desde el punto de vista del ciclo anual, es la tristeza por el verano que se termina y la llegada del otoño. La plenitud ya pasó y ha llegado la época de la pérdida.

En nuestras sociedades, que no quieren saber nada con lo que se acaba, no hay mucho lugar para la Tristeza, se tolera un tiempito y luego… cascabeles de nuevo. La acción y la Alegría están sobrevaloradas.

La Tristeza también implica un sentimiento que le es anterior y significa una manifestación equilibrada, se trata de un recogimiento reflexivo. El tiempo de la acción pasó (lo que no quiere decir que no vaya a regresar) y, a partir de la serenidad, del aquietamiento, vamos recogiendo la Energía hacia el interior, para reflexionar y evaluar.

En cambio, en desequilibrio franco, la Tristeza va hacia el desdén, la indiferencia y la crítica. La persona se convierte cada vez más en alguien crítico. Notemos cómo se pervierte el sentimiento y su función, pasa de la evaluación y la reflexión a la crítica.

Manifestaciones de la Tristeza

La Tristeza incluye a la:

Aflicción, pena, duelo, melancolía, inquietud, ansiedad, pesimismo

Movimiento de la Energía y Órgano que afecta

* Disminuye, disuelve la Energía.
* Afecta al Pulmón.

Al influir sobre el Pulmón y por intermedio de este en la Energía, la Tristeza nos quita la fuerza y la voluntad. El Pulmón nos ayuda a obtener Energía a través del aire; al quedar alteradas sus funciones por efecto de la Tristeza, disminuye el aporte de una de las fuentes de Energía (la otra es el Bazo, en relación con los alimentos), con lo cual nos vamos debilitando, la capacidad de acción merma y se hace difícil resolver ese estado sin ayuda. Evidentemente las Flores son de una utilidad casi inigualable.

Los síntomas

Los síntomas asociados:

Disnea, ahogo, voz apagada, tos, debilitamiento general, abatimiento físico y moral, debilidad de la voluntad, pereza, suspiros, opresión toráxica, depresión, llanto, cansancio.

La Tristeza, en las mujeres puede perturbar el ciclo menstrual generando amenorrea (la menstruación no se presenta). También influye en la Sangre, generando deficiencias.

Si esta emoción impacta también sobre el Corazón:

Palpitaciones, disminución de la concentración.

Si lo hace con el Hígado:

Espasmos y dolores costales, contracturas, posibles trastornos oculares.

Si afecta al Bazo:

Debilidad en los cuatro miembros, distención abdominal, diarreas con alimentos sin digerir.

EL ABATIMIENTO

Es una emoción que genera disturbios similares a los de la Tristeza.

Movimiento de la Energía y Órgano que afecta

- Disminuye la Energía.
- Trastorna al Pulmón.

Los síntomas

Los síntomas que pueden apreciarse son:

Deficiencia de la Energía. La persona está desanimada, llora fácilmente, el entusiasmo y la capacidad de emprendimiento disminuyen de forma notable y, como menciona Eric Marie en su libro *Compendio de Medicina China* existe una alteración de la claridad del Espíritu.

LA PREUCUPACIÓN

La reflexión, que es la emoción equilibrada del Bazo, y el pensamiento, son capacidades necesarias que poseemos las personas. Nos permiten utilizar la información que disponemos, analizarla y colocarla para resolver situaciones.

En desequilibrio surge la Preocupación, la incertidumbre favorece esta emoción.

Manifestaciones de la Preocupación

Comprende a la:

Reflexión, obsesión, pensamiento excesivo, rumiación.

Movimiento de la Energía y Órgano que afecta

- Estanca la Energía.
- Afecta al Bazo.

Estudiar mucho, pensar demasiado, realizar un trabajo mental excesivo, debilita al Bazo, lo que influye en el Corazón y su Sangre.

Los síntomas

Cansancio, deposición blanda, falta de apetito, distensión toráxica y abdominal, vértigo, insomnio o sueño agitado, palpitaciones, olvido, astenia mental, adelgazamiento. Como el Bazo ve disminuida su capacidad funcional, pueden acumularse flemas y mucosidades en distintas zonas del cuerpo, siendo el Pulmón uno de los depósitos frecuentes de estas sustancias.

Giovanni Maciocia en su libro *Los fundamentos de la Medicina China* nos comenta que la Preocupación perturba la actividad del Pulmón generando: ansiedad, disnea, rigidez de los hombros y el cuello. Dice: «La disnea es la manifestación física de la constricción del alma corpórea inducida por la preocupación constante».

Y observa que muchas personas presentan hombros elevados o arqueados y cuello rígido con respiración superficial, algo típico de la Energía del Pulmón bloqueada por la preocupación crónica.

Si la preocupación es muy crónica puede generar aversión, un no querer más. La persona puede tener dificultades con el sentimiento de agradecimiento.

LA NOSTALGIA

Anuda la Energía perturbando la digestión, los síntomas son como los de la Preocupación. También puede perjudicar a la Sangre del Corazón con síntomas como: Insomnio, palpitaciones, sueño intranquilo, vértigos.

EL MIEDO

Evidentemente el Miedo nos permite continuar vivos, estar alertas cuando se suscita un peligro. Pero también puede restringir de modo tal la vida que la termine paralizando y finalmente ahogando.

El Miedo crónico puede ir mutando a paranoia y llevar a la persona a valorar por demás el secreto, a vivir en secreto. Como se ve, otra forma de restricción.

Manifestaciones del Miedo
Fobia, pánico, aprensión, cobardía.
Movimiento de la Energía y Órgano que afecta
* Hace descender a la Energía.
* Afecta al Riñón.

Los síntomas

Es la Energía del Riñón la que se agota cuando se desequilibra esta emoción.

La Energía baja y se presentan síntomas cómo:

Debilidad de las rodillas, temblor de las rodillas. Incontinencia fecal y de orina, si la Energía desciende bruscamente. Cuando se orina demasiado seguido y la orina tiende a ser transparente, descartados otros trastornos, conviene investigar acerca de los miedos.

La Energía del Riñón, cuando está débil, genera estados de miedo. Lo mismo ocurre cuando la Sangre y la Energía se encuentran deficientes.

La Vesícula Biliar pertenece a las Vísceras particulares, es decir, no es solamente un Víscera. Esta rige la Determinación, la Decisión y está relacionada con el Coraje y con la Audacia. Cuando esta Víscera se encuentra débil, favorece la falta de Coraje y Valor. De ahí su relación con el Miedo.

EL TERROR

Manifestaciones del Terror

Susto, pánico, *shock*.

Movimiento de la Energía y Órgano que afecta

* Desorganiza a la Energía.
* Afecta al Corazón y al Riñón.

El Corazón se afecta de forma súbita, así se reduce su Energía.

Los síntomas

Los síntomas frecuentes son: palpitaciones, disnea, nerviosismo, confusión mental, ahogos, vahídos e insomnio.

El Riñón se perturba porque su Esencia debe ser utilizada para suplir la súbita reducción de Energía. Debido a esto un *shock* puede causar sudor nocturno, sequedad en la boca, vértigos o acufenos.

Las Cinco Emociones pueden transformarse en Fuego

Cuando las Emociones son persistentes o fuertes, generan un estancamiento de la Energía que, al prolongarse en el tiempo, producen Fuego.

Algunos de los síntomas pueden ser:

Insomnio, boca amarga, irritabilidad, orina oscura.

Puede ayudar observar la lengua que posiblemente esté roja, seca. En ocasiones la punta estará roja.

Los otros síntomas dependerán del Órgano afectado.

Las Flores

Entonces, varias cosas…

- Al saber qué efecto tiene cada emoción sobre la Energía, podremos elegir flores que ayuden a equilibrar ese efecto. Si nuestro consultante nos comenta que entre otras emociones, la **Tristeza** es más frecuente o la más presente en la actualidad, al conocer cómo actúa la Tristeza sobre la Energía, podremos ayudar a las flores que utilicemos, agregando aquellas que favorezcan el aumento de la Energía. Podemos incorporar a Olive, Hornbeam, Clematis, Oak, Centaury…, la más apropiada para la persona en cuestión. Además, evaluaríamos cuál de las flores que actúan en las obsesiones, y las demás emociones que afectan al Bazo, serían pertinentes para esa persona. El Bazo es otro de los Órganos que por sus funciones genera Sangre y Energía. Si ayudamos a regular las emociones que lo afectan, favorecemos la generación de Energía. Al regular la Tristeza, estamos tratando la causa de que se drene la Energía (aunque puede haber otras) en esa persona. En tanto que al modular las emociones que pueden perturbar al Bazo, intentamos mantener el aporte de Energía que hace este Órgano, lo que facilitará la acción de flores como Mustard.
- Conociendo la o las emociones más contundentes que influyen en nuestro consultante, podemos investigar si están los síntomas físicos y/o emocionales que las acompañan. Prevenirlos y tenerlos en cuenta al hacer el seguimiento y observar la evolución

- Al comprender que las emociones generan efectos determinados en el cuerpo y que se acompañan de otros síntomas emocionales y psíquicos, podremos entender (desde el punto de vista de la MCH) cómo las Flores actúan en los síntomas físicos. Lo hacen por la relación que la emoción, que trata la flor tiene con esos síntomas. Por ejemplo: podemos apreciar por qué al usar Holly disminuyen o se van los mareos, las cefaleas y el gusto amargo en la boca.

- Un auxilio importante que pueden darnos los conocimientos que nos proporciona la MCH es el de deducir emociones a partir de los síntomas físicos. No se trata de un intento de teorizar y ver qué ocurre. Son las conclusiones de milenios de observación. No seremos infalibles con esos saberes, ni actuaremos automáticamente. Sí es una información confiable, que podemos utilizar para descubrir emociones que, en ocasiones, ni la misma persona sabe que tiene y puede comenzar a registrarlas, lo que puede resultar terapéutico. No es inusual, que nos consulten personas que desean tratarse con Flores y no nos hablan ni siquiera de una sola emoción

- Un apartado sobre las obsesiones. Descubrir junto con nuestro consultante qué obsesiones son más potentes en él y, en lo posible, las más antiguas, nos pondrá en condiciones de subsanar una de las formas más importantes de drenar Energía. No me refiero solo a las que se manifiestan en la esfera de los pensamientos (que drenan igualmente mucha Energía), sino también a las que acaban en acciones. Ayudar a modular estos aspectos, si bien no resulta del todo sencillo, no solamente libera, sino que permite que se disponga de más Energía para que el cuerpo pueda repararse y se puedan abordar mejor los cambios que la persona necesita hacer.

- En el caso de la **Ira**, Holly es adecuada porque, además de regularla, favorece que la Energía descienda. Elm puede apoyarla, para contener el desborde hacia arriba que protagoniza la Energía en esta emoción. Cherry Plum la elegimos aun sin saber MCH, pero desde su punto de vista también la utilizaremos ya

83

que, la Energía tiende a ascender en forma descontrolada.

Esta emoción suele generar Calor e inflamación, que Holly también trata, aunque igualmente conviene utilizar Vervain, ya que ayuda a modular el Calor y la inflamación y además, por tratar la irradiación, que en la Ira tiene dirección ascendente. Impatiens, influye en la aceleración, que es un componente del Calor.

Otra esencia que puede aligerar el trabajo con esta emoción es Clematis, que ayudará a mantener la raíz, a que la Energía tenga un contrapeso al querer ascender. Además la Ira produce desconexión.

Por el momento estamos usando Water Violet y Rock Water para cuando se necesita apoyar a la Sangre y al Yin. Mientras observamos otras opciones más específicas, estas Flores han demostrado sus beneficios en tantas veces que las utilizamos a tal fin.

El Yin y la Sangre tienen estrecha relación con los líquidos corporales. Walnut nos ayuda a que no se drenen los líquidos y que la Sangre no se pierda en hemorragias, evitando así la deficiencia de Yin y de Sangre.

Cherry Plum también aporta lo suyo en relación con los líquidos. Cuando hay demasiado control no es inusual que por algún lado aparezca el descontrol. Hemos observado que en algunas personas se eliminan demasiados líquidos, es por allí que se expresa el descontrol. Es necesario aclarar que en otras personas la toma de Cherry Plum, favorece la eliminación de líquidos, que eran férreamente controlados antes de tomar la esencia.

- Si nos referimos a la **Alegría**, Cerato es una flor que ayuda a modular la dispersión de la Energía que generan los desequilibrios en relación con esta emoción. Hornbeam auxilia en el sentido de regular la excesiva relajación y laxitud en la que se está después de los «ataques agudos» de Alegría.
  Devuelve el tono.
  Es posible llegar a estados Wild Rose a partir del exceso de excitación y estímulo. (No olvidar Olive).

84

Scleranthus (hay síntomas alternantes) e Impatiens (nuevamente se ve aceleración) pueden modular algunos de los síntomas producto del desequilibrio de esta emoción. Heather ayuda en cuanto al exceso de verbalización. Heather y Agrimony pueden caer en estados de Alegría francamente inarmónicos

- Utilizar las esencias que tratan los síntomas emocionales y físicos que surgen como consecuencia de la emoción. Aprovechemos para hacer una distinción. La emoción que estemos tratando, por ejemplo el Miedo, la tomamos como la causa de los trastornos que provoca. Además están los síntomas, producto del desequilibrio, que también pueden ser tratados.

- La **Preocupación**, puede trabajarse con esencias que desobstruyen, como ayuda a las propias de las obsesiones, preocupaciones y fijaciones que se presenten. Crab Apple, Chicory, Willow (que además favorece la disolución de las mucosidades), Red Chestnut y Heather, son flores indicadas.

  Honeysuckle, en estados de preocupación, de obsesión, se está yendo siempre hacia atrás, incluso en la re-flexión. Chestnut Bud (útil en rumiaciones) y White Chestnut, puesto que hay un componente de repetición.

  También, en presencia de estas emociones, es conveniente apoyar a la Energía, puesto que el Bazo queda afectado en su producción de Energía. Olive, Centaury, Clematis, Hornbeam...

  En la **Nostalgia**, es evidente la acción de Honeysuckle, pero también son de utilidad las flores sugeridas para la Preocupación y su familia de emociones.

- En el caso del **Miedo**, Mimulus trata un tipo de él, pero a la vez puede evitar que la Energía se drene hacia abajo. Mustard y Gentian están en pleno período de prueba en cuanto a modular el descenso de la Energía.

  Rock Rose puede modular la desorganización de la Energía que generan el Susto y el Terror.

  Cuando de Miedo se trata resulta favorable ayudar a la Vesícula Biliar, cosa que hacemos con Centaury y Willow. Y también nutrir la Energía con las flores que ya mencionamos, siendo Olive de especial aplicación por su relación con el Riñón.

CAPÍTULO 4

LA ENERGÍA
Y
LA SANGRE

ENERGÍA

El concepto de Energía nos remonta a la cosmovisión que tenían los antiguos chinos, según la cual todo lo existente en el Universo está formado por ella.

En cada ocasión en que queremos definir algún componente de la cosmogonía china, incluso de la teoría de la MCH, nos encontramos frente a dilemas difíciles de resolver.

En el caso de la Energía, su misma naturaleza de impulso, Movimiento, transformación y cambio hace que la tarea sea parecida a intentar atrapar un trozo de Viento con una red para cazar mariposas.

Además, la Energía es insustancial comparada con otros aspectos más contantes y sonantes, como la Sangre.

Wang Fu Zhi (1619-1692) puso esto de manifiesto de la siguiente manera: «Todo lo que está desocupado y vacío está lleno de Chi que, en estado de condensación, y entonces visible, es llamado ser, pero en estado de dispersión y no visible, es llamado *no ser*». «Cuando el Chi se dispersa, hace el Gran Vacío, recuperando solo su forma original, inmaterial, pero no perece; cuando se condensa es el origen de todos los seres». Así lo menciona Giovanni Maciocia en *Los Fundamentos de la Medicina China*.

Quizás sea interesante aproximarse a los aspectos de la cosmogonía china y de la MCH, como si se tratara de un juego en el que nos van dejando pistas. Cuando llegamos a donde una de las pistas nos indicó, encontramos más que nos llevan hacia otros sitios. El viaje y el movimiento entre ellas nos da una idea mejor, de los temas que queremos comprender, que la simple foto de un solo aspecto, sin relación con los otros, sin Movimiento. Siguiendo con nuestro intento de entender algo acerca de la Energía, podríamos decir que ella es un poco Cerática: es ella misma, pero adopta distintos rostros y nombres según la función que cumple, el lugar en que se manifiesta, cómo se origina.

Por ejemplo: cuando enfocamos en el Hígado, la Energía toma características relacionadas con las funciones del Órgano, entonces se ocupará de que todo en el cuerpo circule a un ritmo constante, sin obstrucciones ni estancamiento. En cambio, al referirnos a la Energía Defensiva, vemos que cumple la función de proteger al organismo de los aspectos patógenos del Viento, el frío, la Humedad, etc.

Con respecto a la traducción de la expresión china QI, la que más se utiliza es la de Energía, aunque podemos encontrar otras como aliento, soplo vital, vapor…

El origen de la Energía lo encontramos en la interacción entre Yin y Yang, lo cual genera Movimiento, actividad, cambio, crecimiento, desarrollo.

FUNCIONES DE LA ENERGÍA

CALENTAMIENTO

La Energía mantiene la temperatura corporal favoreciendo la circulación de Sangre y Líquidos orgánicos. Cuando la Sangre tiene la temperatura adecuada, fluye libremente. Cuando la Sangre está afectada por el frío, se estanca.

Esta función promueve también la evaporación de líquidos orgánicos, lo cual es otra forma de evitar que se estanquen.

La deficiencia genera trastornos en la función de calentar, produciendo los siguientes síntomas: aversión al frío, zona lumbar fría, menor temperatura en el cuerpo, frío en las extremidades y estancamiento de Sangre y fluidos, trastornos de producción de la Sangre.

IMPULSO

El aspecto de impulso que ejerce la Energía es el responsable del crecimiento y el desarrollo del organismo. Favorece el funcionamiento de los Órganos y las Vísceras, así como también de los Meridianos.

Participa activamente en la producción y circulación de la Sangre y los líquidos orgánicos.

Cuando está debilitada esta función, disminuyen las actividades vitales de los Órganos, los tejidos y los Meridianos. Afecta a la producción de Sangre y líquidos orgánicos, generando también una circulación más lenta de los mismos, causando deficiencia de Sangre o retención de fluidos. En casos graves, puede afectarse el crecimiento y desarrollo del organismo, llegando incluso a un estado de senilidad temprana. Pueden presentarse hipofunciones diversas y alteraciones de la eliminación de las sustancias de desechos corporales.

TRANSFORMACIÓN

La Sangre, la Esencia, los Líquidos orgánicos y la Energía, están sujetos a transformaciones ininterrumpidas. Todas las funciones del cuerpo dependen de esta actividad.

Por ejemplo, los alimentos se transforman en sustancias nutritivas, *Chi*, Sangre, Líquidos orgánicos y Esencia. Después del metabolismo, pasan a transformarse en sudor, orina, descargas nasales, salivas; es decir, sustancias de desecho. Después de la digestión y la absorción, el residuo de los alimentos también se convierte en sustancias de desecho, que son eliminadas fuera del cuerpo.

La ineficacia de esta función produce problemas en la digestión y la asimilación de los alimentos, en la producción de los sustratos vitales y en la transformación y eliminación de las sustancias de desecho.

CONTROL

La Energía chequea y controla la Esencia, la Sangre y los Líquidos corporales, evitando que estos se escapen de un modo no fisiológico. Se incluye aquí el mantener a las Vísceras en su lugar evitando que cambien su posición por efecto de la gravedad.

De esta manera, la Energía del Bazo contiene a la Sangre en las arterias y las venas, y la Energía del Riñón controla los orificios inferiores.

Se manifiesta también en el mantenimiento del feto, situándose en su posición habitual, evitando disturbios y favoreciendo un desarrollo normal.

Cuando está débil esta función, la Sangre se extravasa, puede haber hemorragias y pérdida de líquidos orgánicos vía la transpiración, la incontinencia de orina, el exceso de saliva, espermatorrea, abortos espontáneos y labor de parto prematura.

PROTECCIÓN

La Energía nos defiende de la penetración de Factores Patógenos externos y lucha contra estos cuando ya se hallan presentes en el interior del cuerpo.

Cuando hay una deficiencia de este aspecto, se verifica una disminución de la capacidad inmunitaria y se es mucho más vulnerable a las Energías externas. Como esta Energía que lucha contra dichos factores no tiene la potencia adecuada, las enfermedades se hacen más largas y las recaídas más habituales.

ORIGEN DE LA ENERGÍA

- Esencia innata. Legada por los padres.
- Esencia adquirida. Esencia sutil de los alimentos y del aire.

PRODUCCIÓN DE LA ENERGÍA
Relacionada con los siguientes Órganos:

- Riñón, almacena la Esencia innata.
- Bazo y Estómago, producen la Esencia adquirida.
- Pulmón, Energía del aire, Maestro y distribuidor de la Energía.

A modo de ejemplo veamos una muy sencilla aplicación de las Flores. Sabiendo que el Riñón, el Bazo y el Pulmón son fundamentales en la producción de la Energía, es muy importante regular las Emociones y los Psiquismos que en desequilibrio podrían afectarlos.

Percibamos en nuestro consultante cuál de las Emociones relacionadas con estos tres Órganos está más presente y utilicemos las flores correspondientes.

Por ejemplo, una persona en estado White Chestnut y con tendencia al Elm afecta la función del Bazo, con la consiguiente merma en la producción de Sangre y Energía.

DIFERENTES TIPOS DE ENERGÍA

- Esencia: es la fuerza que crea y sustenta al cuerpo humano. Una parte de esta, la recibimos directamente de nuestros padres, a la que llamamos Esencia innata. Otra parte es la que llamamos Esencia adquirida, que proviene de la Energía del aire y de los alimentos y líquidos que ingerimos. La Esencia sutil de estos dos aspectos conforma la Esencia adquirida. Esta última completa y apoya a la Esencia innata.
- Energía Original
- Surge de la Esencia innata sostenida por la Esencia adquirida. Se elabora a nivel del Riñón.
- Energía fundamental
  Se produce a partir de la Energía del aire que atrae el Pulmón y la Energía de los alimentos, que elabora el Bazo
- Energía Nutritiva
  La Energía obtenida de la transformación de los alimentos es llevada por el Bazo hacia el Pulmón, la parte más refinada va a los vasos y a la Sangre para circular como Energía nutritiva
- Energía Defensiva
  También proviene de la Energía transformada de los alimentos por acción del Bazo. Cuando este la transporta hasta el Pulmón, la parte más sutil sale de los meridianos y constituye la Energía Defensiva. Esta Energía es muy ligera y móvil, tan sutil que no puede ser contenida por los meridianos. Es la Energía que nos protege de los Factores Patógenos externos como el Viento, el frío…

SANGRE

La Sangre y la Energía están indisolublemente asociadas. Podemos pensar a la Sangre como una manifestación más material de la Energía, como una Energía más densa. Sin ella, la Sangre sería un líquido sin vida y por lo tanto sin el valor vital que posee.

Sin embargo, es objetivamente material, es el líquido rojo que circula por los vasos, un líquido muy nutritivo, uno de los componentes materiales vitales básicos del cuerpo humano. Circula por los vasos, los cuales son «la casa de la Sangre».

Como nos comenta Eric Marié en su libro *Compendio de Medicina China*, el ideograma nos muestra «un recipiente ritual lleno de Sangre, que se utiliza con ocasión de una ofrenda ceremonial».

PRODUCCIÓN

Son la base de la formación de Sangre y Energía.

Las sustancias nutritivas transformadas (absorción y digestión) por el Bazo y el Estómago son la base material de la formación de la Sangre.

La Esencia de los alimentos, entonces asciende a Pulmón y Corazón

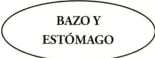

y allí se transforma en Sangre por medio de la función de transformación de la Energía.

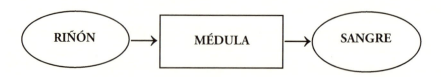

- El Riñón almacena la Esencia de la cual se genera la médula que a su vez genera Sangre.

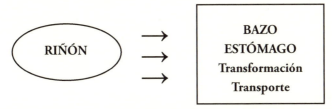

- Además, la Energía del Riñón ayuda al Bazo y al Estómago en sus funciones de transformación y transporte de los alimentos

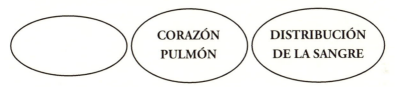

- La Energía del Riñón ayuda también al Corazón y los Pulmones en su función de distribuir la Sangre.

La Sangre está formada por la Energía Nutritiva, los líquidos orgánicos y la Esencia del Riñón

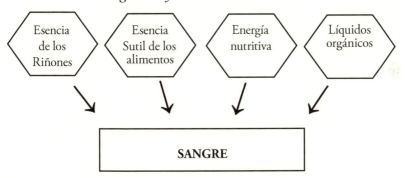

CÓMO CIRCULA LA SANGRE

La Sangre se mueve en el cuerpo, de modo ininterrumpido, gracias al impulso que le da la Energía, expresada en la acción conjunta de los Órganos.

Participan el Corazón, el Pulmón, el Hígado y el Bazo.

- El **Corazón** da el impulso inicial y propulsa la Sangre.
- El **Pulmón** distribuye la Sangre a la totalidad del cuerpo.
- El **Hígado** almacena la Sangre, es reservorio de la misma y la regula enviándola a las distintas partes del cuerpo según las necesidades. Maneja el volumen de Sangre en el organismo.
- El **Bazo** evita que la Sangre se desborde y se extravase.

Es importante que los vasos sanguíneos estén en buen estado, lo cual depende del estado de la Energía y la Sangre del Corazón.

Además:

El Hígado *fluidifica la Sangre.*
El Pulmón *la limpia y la enriquece.*
El Riñón *y el* Pulmón *la limpian.*

FUNCIONES DE LA SANGRE
Nutrir y humedecer

La Sangre alimenta a la totalidad del organismo, a la vez que humedece todas las zonas por las cuales circula. Cuando, por diversas causas esta función es deficiente puede apreciarse:

- Sequedad de la piel, rigidez muscular, debilidad general, disminución del ritmo de la actividad funcional de las Vísceras

Es la base material de la actividad mental y espiritual

La insuficiencia o disfunción de la Sangre, tiene una influencia en lo neurológico, mental y emocional. Cuando hay trastornos puede producirse:

- Insomnio, pérdida de memoria, agitación, pérdida del conocimiento, trastornos psiquiátricos, coma.

CAPÍTULO 5

LOS ÓRGANOS

Aunque lo hagamos de modo muy sintético, necesitamos conocer algunos de los conceptos fundamentales referentes a los Órganos, tal como los concibe la MCH.

Este tema lo desarrollaremos más profunda y extensamente en próximos trabajos, puesto que permite comprender y aplicar muchos de sus aspectos al trabajo con las Flores.

En MCH, el concepto de Órgano no solo abarca al tejido del mismo y sus funciones, sino que implica una vasta área de acción que incluye distintos tejidos, Órganos de los sentidos, líquidos, aperturas somáticas..., y una influencia clara en el terreno de lo emocional, psíquico y espiritual.

Evidentemente, así como el funcionamiento del Órgano determina en parte el estado emocional y psíquico, las emociones, pensamientos, sensaciones y estados espirituales influyen poderosamente sobre la armonía y las funciones de los Órganos.

Esto nos lleva a comprender la importancia que tienen, desde el punto de vista de la salud, los métodos que nos ayudan a aquietar la mente, a mantenernos en un estado de equilibrio. Probablemente esta sea una de las formas más efectivas de prevención y sanación.

Tendemos a identificarnos con la mente y sus contenidos (las emociones, los pensamientos, por ejemplo), creemos que somos solo eso. Vivimos demasiado en la cabeza, en la construcción simbólica que hacemos del mundo y habitamos poco en el cuerpo, en lo que podemos percibir a partir de las sensaciones, sin necesidad de interpretar. Nos olvidamos que la totalidad del cuerpo tiene conciencia (como mencionamos en el capítulo sobre las Emociones), que aprendemos con la totalidad de lo que somos, incluida cada pequeña parte del cuerpo.

Como dice Gabriel Nieto, director de la Escuela Taoísta del Sur: «no hay que prestarle tanta atención a la radio (la mente que está permanentemente transmitiendo pensamientos, sentimientos, etc.), está ahí en la habitación; mientras tanto, nosotros hacemos nuestras cosas, no es tan importante».

Un modo de regular la mente, de prestarle menos atención y de reconectar las tantas partes fragmentadas de nosotros mismos, son las Flores.

Las Flores son una herramienta valiosísima a la hora de regular y aquietar la mente, de mantenerla enfocada en el ahora, en el aprendizaje. El propio Bach, en sus escritos, hace reiteradas menciones a mantenerse en el presente, retirarse a un lugar tranquilo, con la mente serena, para poder escuchar los dictados del Alma. Menciona: «Las doctrinas y la civilización nos han robado el silencio, nos han robado el conocimiento de que lo sabemos todo dentro de nosotros mismos».

Además, esta época, tan abundante en métodos diversos para armonizarnos, tener más Energía, ser más longevos, tener mayor capacidad sexual, más resistencia y un largo etc., nos ayuda a perder de vista para qué queremos todo eso. Si logramos tener más Energía ¿en qué la vamos a usar? ¿Sabemos ya cuál es nuestro camino? Es muy frecuente dilapidar esa mayor cantidad de Energía, que obtuvimos en nuestras obsesiones, en ser los mismos de siempre y meter la pata con más ímpetu.

Recogiendo la cometa, regresemos a los Órganos y veamos más relaciones que nos puedan ayudar en el trabajo Floral y en nuestro propio equilibrio.

Los Cinco Órganos

Cuando hablamos de Órganos en MCH, nos referimos a la teoría de los Zang Fu (Órganos y Entrañas o Vísceras). En esta oportunidad nos referiremos a los Órganos, puesto que tienen una gran importancia como puente que vincula las emociones, los Psiquismos y el cuerpo.

Los Cinco Órganos son:

CORAZÓN, BAZO, PULMÓN, RIÑÓN E HÍGADO.

Son cinco sistemas, relacionados entre sí y comunicados con todo el organismo por medio de los Meridianos (caminos de circulación de la Energía) que unen el interior con el exterior, arriba y abajo, un costado y el otro. Las relaciones fisiológicas entre los Órganos pueden explicarse a partir de las relaciones entre los Cinco Movimientos.

Los Órganos son el centro de una red de correspondencias y extienden su influencia a tejidos y zonas del cuerpo a los que nutren e impregnan de sus características.

Sus funciones son:

- Producir, transformar, conservar y almacenar las sustancias valiosas, esenciales para la vida.
- Son la base material de las distintas manifestaciones psíquicas, espirituales y emocionales.

Esta concepción integra el mundo emocional y psíquico a la totalidad de la persona, incluido el cuerpo. Las áreas de influencia de los Órganos pueden ser afectadas por las emociones y esto nos proporciona un mapa que nos muestra los caminos de las emociones en el cuerpo.

Las sustancias que almacenan los Órganos son puras y han sido refinadas previamente por las Vísceras.

Así almacenan Energía, Sangre, Líquidos Orgánicos y Esencia (proviene de la Energía que recibimos de nuestros padres, más la que obtenemos de los alimentos y el aire).

Cuando los Órganos funcionan bien, es posible habitar el cuerpo, encarnar, estar presente con la conciencia en la materia.

A su vez, influyen en la capacidad de realizar el camino inverso, desde lo corporal y material hacia lo sutil. Nos permiten refinar, hilar fino, nutrirnos de lo puro y transformado.

En los Órganos arraiga el Espíritu. En ellos se purifica, refina y sutiliza la sustancia, se encuentra la capacidad para concretar y materializar, sin perder de vista el mundo sutil.

Cada Órgano atesora un tipo de Espíritu, lo que en MCH se llama «los Espíritus Viscerales». También se los menciona como Psiquismos y ésta será la forma en que los llamaremos nosotros. En el próximo capítulo, desarrollaremos este tema.

Las Flores de Bach, al regular aspectos emocionales y psíquicos influyen en toda el área de acción de los Órganos, abriendo posibilidades preventivas y sanadoras. También es posible explicar desde el punto de vista de la MCH, la acción que las Flores tienen sobre determinados terrenos corporales, como ya hemos mencionado en diversas partes del libro.

Las funciones fisiológicas de los Órganos

Comentaremos las funciones de cada Órgano y qué síntomas se generan cuando no se cumplen adecuadamente. En el apartado del libro «¿Cómo utilizamos toda esta información?» hacemos sugerencias para su aplicación en la consulta.

Consideremos que cada vez que en el texto aparece el término Chi nos estamos refiriendo a la Energía.

ÓRGANO HÍGADO

Ubicación

Costado derecho del abdomen superior (hipocondrio derecho)

Elemento con el que se relaciona	Madera
Horario	1 a 3 h
Estación	Primavera
Momento del día	Alba
Víscera asociada	Vesícula Biliar

FUNCIONES FISIOLÓGICAS
Drenaje y dispersión

- Libre circulación del Chi, equilibrio del mecanismo del Chi, armonía de la actividad funcional de las Vísceras.
- Regularización de las emociones.
- Estimulación de la digestión y asimilación de los alimentos, al favorecer los Movimientos de ascenso y descenso del Bazo y el Estómago.
- Producción de bilis.
- Evita estancamientos de Sangre, Energía y Líquidos orgánicos
- Regularidad de *Chong Mai* y *Ren Mai* (dos de los Meridianos Extraordinarios, relacionados el primero con la Sangre y el segundo con el Yin del cuerpo).

Almacenamiento de la Sangre

- Conserva una cantidad de Sangre que lo nutre y ejerce el control del Yang del Hígado.
- Nutre tendones y ojos.
- Regulariza Chong Mai. Previene hemorragias uterinas.
- Regulariza el volumen de Sangre según la actividad de las partes del cuerpo (varía según los esfuerzos musculares, las emociones).
- En reposo esta Sangre regresa al Hígado.

DISFUNCIONES
Trastornos de la función de drenaje y dispersión

SE ESTANCA LA CIRCULACIÓN DE ENERGÍA

- En el plano emocional: Irritabilidad, irascibilidad, depresión, preocupación, recelo, sospecha.
- Distensión y dolor en: el pecho, los hipocondrios, las mamas, los laterales del abdomen y las ingles.
- Desequilibrios digestivos: falta de apetito, eructos, vómitos, diarrea, distensión abdominal. En ocasiones, Ictericia.
- Dolor en distintas partes del cuerpo.

SE ESTANCA LA CIRCULACIÓN DE LA SANGRE

- Dolor que pincha.
- Trastornos menstruales como amenorrea, dismenorrea, Sangre con coágulos.
- Tumores ginecológicos con forma definida, dolor y sensibilidad.

EL ESTANCAMIENTO DE ENERGÍA PROLONGADO GENERA FUEGO

- Irascibilidad importante.
- Dolor de cabeza vértigos.
- Zumbidos en los oídos, trastornos de la audición, ojos rojos.
- Insomnio, trastornos del sueño.

EL FUEGO SE CONVIERTE EN VIENTO

- Vértigo.
- Temblores.
- Convulsiones.

Trastornos de la función de almacenamiento de la Sangre
- Palidez.
- Ojos secos, visión borrosa, disminución nocturna de la vista.
- Espasmos en tendones y músculos.
- Entumecimiento de las extremidades, dificultades para moverse.
- Menstruación escasa, ciclo largo, falta de menstruación.
- Menstruación muy abundante, hemorragias uterinas.

TERRITORIOS CORPORALES

- Ojos.
- Uñas.
- Tendones.
- Lágrimas.

Trastornos

- Ojos y Lágrimas: Congestión, disminuye la visión nocturna, visión borrosa, ojos secos, disminución de la visión, estrabismo, deslumbramiento, lagrimeo, miopía, expuesto a contraer conjuntivitis infecciosas, alérgicas, secreciones amarillas.
- Uñas: Quebradizas, descoloridas, sin brillo, secas, blandas, deformadas.
- Tendones: temblores, espasmos en las extremidades.

ÓRGANO CORAZÓN

Ubicación

Caja torácica.

Elemento con el que se relaciona	Fuego
Horario	11 a 13h
Estación	Verano
Momento del día	Mediodía
Víscera asociada	Intestino Delgado

FUNCIONES FISIOLÓGICAS
Controla la Sangre y los Vasos

- En él se transforma el *Chi* de los alimentos en Sangre
- Impulsa la Sangre.
- El estado de los vasos depende del *Chi* y la Sangre del Corazón

Rige la actividad mental y espiritual

- Vitalidad. Expresión de la coherencia general de las funciones del organismo.
- Aspecto psicológico y espiritual.
- Conciencia organizadora que se expresa a través de los espíritus viscerales
- Del *Shen* depende la armonía general de las Vísceras (*sobre el Shen* ver el capítulo «Los Psiquismos»).

DISFUNCIONES

Trastornos de la función de controlar la Sangre y los Vasos

- Manos frías.
- Cansancio.
- Constitución física endeble. poca fuerza.

DEFICIENCIA DE LA ENERGÍA DEL CORAZÓN

- Rostro pálido, lengua pálida.
- Palpitaciones, respiración corta.
- En ocasiones, arritmias.

ESTANCAMIENTO DE LA SANGRE

- Rostro violáceo, lengua (puede tener manchas moradas) y labios violáceos.
- Dolor en el pecho o debajo del esternón.
- Dolor punzante.

DEFICIENCIA DE LA SANGRE DEL CORAZÓN

- Rostro pálido.
- Lengua pálida.
- Palpitaciones.
- Vértigo.

Trastornos de la función de regir la actividad mental y espiritual

- Ausencia, distracción.
- Pensamiento poco claro.
- Mala la memoria.
- Depresión.
- Ansiedad.
- Inquietud mental.
- Palpitaciones y agitación de día.
- Insomnio y perturbaciones del sueño.
- Laxitud.
- Delirio. en casos severos, pérdida de conciencia.

TERRITORIOS CORPORALES

- Rostro.
- Vasos sanguíneos.

- Sudor.
- Lengua.

Trastornos

- Rostro: Pálido, rojo, violáceo.
- Lengua: Pálida, violácea, dificultades para hablar, rigidez de la lengua, afasia.
- Vasos sanguíneos: Desequilibrios en la circulación de la Sangre.
- Sudor: Abundante o escaso, con el mínimo esfuerzo o emoción, por la noche, copioso y frío.

ÓRGANO BAZO

Ubicación

Costado izquierdo del abdomen superior (hipocondrio izquierdo)

Elemento con el que se relaciona	Tierra
Horario	9 a 11h
Estación	Entre el verano y el otoño
Momento del día	Tarde
Víscera asociada	Estómago

FUNCIONES FISIOLÓGICAS
Transporte y transformación

- Digestión y metabolismo
- Extrae la esencia sutil de los alimentos y las bebidas que recibe el Estómago y las transporta a todo el organismo para nutrir los tejidos. Esta función se manifiesta en dos aspectos:
- En relación a los alimentos sólidos y líquidos que constituirán la base de la Sangre, la Energía defensiva y el Jing adquirido
- Y en relación a los líquidos transportando y transformando el agua y la Humedad

Ascenso de lo puro

- La Esencia sutil de los alimentos es transportada hacia el Pulmón.
- El ascenso de la Energía del Bazo sostiene el conjunto de las Vísceras evitando que estas se distiendan y desciendan.

Producción y control de la sangre

- Participa en la producción de Sangre como consecuencia de su función de transformación.
- Mantiene la Sangre en los vasos.

DISFUNCIONES

Trastornos de la función de transporte y transformación

- Apatía.
- Mala digestión.
- Menos apetito, distensión abdominal.
- Heces blandas, diarrea, adelgazamiento.
- Cansancio, fFalta de fuerza, respiración superficial.
- Palidez.
- Edemas, mucosidades (sensación de pecho lleno, náuseas. vómitos, tos, asma), obesidad

Trastornos de la función de Ascenso de lo puro
DISMINUYE LA PRODUCCIÓN DE SANGRE Y ENERGÍA

- Vahídos, vértigos, visión borrosa.
- Cansancio.
- Diarrea crónica, Hernias.
- Menstruación abundante.
- Prolapso de Estómago, Riñón, Útero, Ano.

Trastornos de la función de producción y control de la sangre

- Rostro pálido.
- Insomnio.
- Vértigos, Vahídos.
- Hemorragias, sangrado uterino, hematuria, hematomas espontáneos, Sangre en las heces.

TERRITORIOS CORPORALES

- Boca, labios
- Saliva.
- Músculos, los cuatro miembros.

Trastornos

- Boca: anomalías en la percepción de los sabores. Boca pastosa. Sabor azucarado.
- Labios: pálidos, secos, sin brillo, agrietados
- Saliva: salivación excesiva
- Músculos: debilidad, adelgazamiento, atrofia, enfriamiento, cansancio en los cuatro miembros

ÓRGANO PULMÓN

Ubicación

Tórax

Elemento con el que se relaciona	Metal
Horario	3 a 5 h
Estación	Otoño
Momento del día	Atardecer
Víscera asociada	Intestino Grueso

FUNCIONES FISIOLÓGICAS
Rige la Energía

- Aliento (Energía respiratoria) y *CHI* de todo el cuerpo. Capta una parte de la Energía externa que proviene del aire. Recibe la Energía de los alimentos metabolizada por el Bazo y el Estómago. Se forma así el *Zhong Chi* (asegura la respiración y el ritmo cardíaco). Rige la circulación de la Energía, tiene un papel importante en el equilibrio de los Movimientos de ascenso, descenso, interiorización y exteriorización. Influye en el Movimiento de la Sangre y los líquidos orgánicos.

Rige la difusión, el descenso y la purificación

- Chi y líquidos orgánicos (hacia Riñón).
- Purificación: función eliminatoria del Pulmón.
- Por sus funciones de difusión, descenso y purificación.

DISFUNCIONES

Trastornos de la función de regir la Energía
- Disnea, malestar en el pecho.
- Respiración superficial, asma.
- Debilidad de la voz.
- Cansancio.
- Disminución de la Energía Defensiva.

Trastornos de la función de difusión, descenso y purificación
- Tos, asma, disnea.
- Disuria, edema.
- Sudor escaso.

Trastornos de la función de circulación de la vía de las aguas
- Flemas, mucosidades.
- Edemas, sobre todo en la cara, párpados y parte superior del cuerpo.

TERRITORIOS CORPORALES
- Piel y vello.
- La voz.
- La nariz, garganta.
- Mucosidad nasal.

Trastornos
- Piel: áspera, seca, superficie corporal vulnerable a los ataques de los Factores Patógenos externos (Viento, frío, Calor, Humedad, sequedad, Calor de verano). Poros abiertos (mayor sudoración)
- Vello: marchitos, secos, sin brillo.
- Voz: Débil, apagada, sin deseos de hablar; ronquera; disfonía.
- Nariz y garganta: Nariz tapada, pérdida del olfato, aleteo nasal, rinorrea. Dificultad respiratoria, estornudos, trastornos de la garganta: dolor, sequedad, irritación. Infecciones.

ÓRGANO RIÑÓN

Ubicación
Zona lumbar.

Elemento con el que se relaciona	Agua
Horario	17 a 19
Estación	Invierno
Momento del día	Media noche
Víscera asociada	Vejiga

FUNCIONES FISIOLÓGICAS
Almacenan el Jing (Esencia)
- Almacenan el *Jing* innato más el excedente del adquirido (Esencia de los alimentos que no han sido utilizados para cubrir lasnecesidades del organismo).
- Maduración de las funciones sexuales, fecundidad, crecimiento y desarrollo.
- Producción de Sangre (médula roja de los huesos, es un aspecto del Jing). Inmunidad (por el Jing).

Rigen agua y líquidos
- Transporte de la parte pura que va a nutrir los tejido.s
- Transformación y excreción de la parte turbia.
- Evaporación de los líquidos.
- Líquidos de la parte profunda del cuerpo.
- Pulmón regula líquidos en la periferia del cuerpo. Bazo los extrae de la alimentación.

Recepción del CHI
- Permite que la respiración sea amplia, armoniosa y eficaz.

DISFUNCIONES
Trastornos de la función de almacenar el Jing
- Disfunciones del crecimiento y del desarrollo (retraso del crecimiento en los niños, que puede ser mental y/o físico, malformaciones).
- Disminución de la Energía sexual, impotencia.

- Envejecimiento prematuro (caída de los dientes, canas prematuras). esterilidad.
- Disturbios en la producción de la Sangre.
- Disminución de la inmunidad.
- Falta de vitalidad. Debilidad en las piernas.

Trastornos de la función de regir el agua y los líquidos
- Edemas.
- Oliguria anuria, disuria, goteo terminal, poliuria, Polaquiuria.
- Incontinencia urinaria.
Trastornos de la función de recepción de la Energía
- Disnea, asma, ahogos.

TERRITORIOS CORPORALES
- Médula.
- Cerebro.
- Huesos.
- Dientes.
- Oídos.
- Orificios inferiores (Ano, orificio urinario genital).
- Saliva.

Trastornos
- Huesos: Debilidad, fragilidad, dificultades en la curación después de fracturas.
- Oídos: Sordera, zumbidos.
- Dientes: Sin brillo, secos, descarnados; Caries insistentes, débiles, flojos, se caen.
- Cerebro: Vértigo, Insomnio, mala memoria, poca capacidad de concentración, disminución de la visión.
- Médula: Deficiencia de Sangre, malnutrición de huesos y dientes.
- Orificios inferiores: Trastornos de la defecación, la micción y la reproducción, espermatorrea.
- Saliva: tendencia a escupir. ☯

CAPÍTULO 6

LOS PSIQUISMOS

Los Espíritus Viscerales o *Wu Shen* (Cinco Espíritus), tienen su residencia en los Cinco Órganos, cada uno de los cuales les da albergue, permitiendo que puedan cumplir con sus funciones.

Se dice que es el *Shen* (Espíritu) manifestándose a través de esas cinco formas.

El *Shen* es el aspecto más sutil, el más espiritual del ser humano, gracias a él somos conscientes de nuestra existencia. Es de origen celestial, por eso se dice que la luz, en el ser humano, es prestada por el Cielo.

Otro tanto nos comenta el Dr. Bach, en el capítulo dos de *Cúrese usted mismo,* al referirse al ejemplo del Sol como la fuente, sus rayos y a los seres con conciencia como partículas al final de esos rayos. Si un rayo se separa del Sol, deja de existir.

El *Shen* es también la Conciencia que organiza y configura al ser humano, que decide realizarse en una forma humana. Nos permite actuar de modo tal que podamos comunicarnos con nuestro entorno y adaptarnos de manera continuada a él.

Nuestras funciones emocionales, psíquicas y espirituales se dan gracias al *Shen*. Tiene estrecha relación con nuestra vida afectiva y emocional, nos permite sentir una emoción y ser conscientes de ella.

El *Shen* proporciona coherencia a la personalidad, sintetiza la actividad de los otros cuatro *Shen*. Cada uno de los cinco representa una visión particular, ligada a la Madera, el Fuego, la Tierra, el Metal y el Agua.

Integra los aspectos mentales, sensoriales y sensitivos, facultándonos para que, a partir de comunicar con el exterior, podamos adaptarnos del mejor modo posible a cada circunstancias dada.

Que cada Órgano sea la residencia de cada *Shen* no significa que los Órganos gestionen la vida psíquica, solamente proporcionan la base material para que cada *Shen* se pueda expresar.

Los cinco Shen y los cinco Órganos mantienen influencias mutuas, de modo tal que pueden coordinarse para el funcionamiento equilibrado de lo psíquico y lo físico.

Para los fines de nuestro trabajo, a los Cinco Shen los llamaremos Psiquismos. Diremos así que cada Órgano está relacionado con un Psiquismo particular, lo cual trabajaremos a continuación.

Veremos qué Psiquismo alberga cada Órgano y el nombre que le han adjudicado los chinos.

- El Hígado alberga al *Hun*
- El Corazón atesora al *Shen*
- El Bazo se relaciona con el *Yi*
- El Pulmón se corresponde con el *Po*
- El Riñón se relaciona con el *Zhi*

Tal como lo consigna Eric Marie, en su libro *Compendio de Medicina China*, cada uno de los cinco *Shen* «...se encarga de un aspecto particular de la personalidad, de las emociones y de los modos de comportamiento específico».

Las nociones que tienen los chinos acerca de los Cinco *Shen* son de una gran riqueza y profundidad. En este libro haremos referencia, más puntualmente, a los aspectos ligados a lo emocional, mental y psíquico. La concepción más clásica y antigua, la abordaremos en nuestros próximos trabajos sobre la visión Taoísta en relación con las Flores.

Tomaremos la manifestación equilibrada de cada Psiquismo como la expresión de las Virtudes que nos dona. En tanto que los desequilibrios, por exceso de expresión o por carencia de la misma, los podemos ver como «defectos».

Muchas variantes se conjugan para que en cada persona un Psiquismo u otro tenga más fuerza, más equilibrio o se muestre de forma más débil. Estas características son las que observaremos en nuestros consultantes a partir de los conocimientos que nos proporciona esta visión.

El *Hun*

El *Hun* está relacionado con la Madera y el Hígado.

Es el que nos proporciona la fuerza de empuje, el impulso para comenzar una acción. Nos permite poner en marcha. Ya veremos que sostener la acción con continuidad corresponde a lo que nos dona otro Psiquismo.

Pero no se trata de una fuerza de impulso ciega, puesto que gracias al *Hun* podemos ejercer la visión. Y en cuanto al Psiquismo se trata, la capacidad de ver se extiende a la posibilidad de ver más allá, como para poder establecer una estrategia. No en vano el Hígado es considerado el general que decide la estrategia.

El impulso para la acción y la visión proporcionan las herramientas para poder generar y elaborar proyectos.

En equilibrio nos aporta la orientación para planificar nuestra vida, lo cual, visto desde una perspectiva trascendente, implica encontrar el modo de llevar adelante el propio camino.

En este Psiquismo radica el instinto de conservación de la especie, la inteligencia instintiva y el ejercicio de la astucia.

La astucia puede ser una herramienta muy útil a los fines que comentamos más arriba. Aunque actualmente hay una sobreutilización de esta capacidad tendiente a sacar ventajas para beneficio propio, a aprovecharse lo más posible sin preocuparse de lo que eso implica en las otras personas y en el medio ambiente. Es parte de la codicia, del querer más para uno y menos para los otros.

Este Psiquismo está relacionado con los deseos y las pasiones, de él surgen las pulsiones. Le confiere fuerza a la palabra.

La creación, la imaginación, la visión y los sueños nos los concede este Psiquismo a través de las relaciones que mantiene con la Sangre del Hígado. Tiene un papel importante en el acto creativo.

Debido a su tendencia a exteriorizarse, como también pretenden la Madera y el Hígado, tiene que ver con la extroversión, con la capacidad que poseemos las personas de relacionarnos con los otros.

Los traumas y los problemas del pasado que no están resueltos, la insatisfacción y la represión de los deseos provocan desequilibrios en el área de este Psiquismo.

Cuando este Psiquismo carece de fuerza

Se ve disminuido el impulso, lo que repercute de distintas formas en los diversos aspectos de este Psiquismo.

Entonces puede surgir un estado de irritabilidad, de ansiedad, producto de no tener el impulso necesario para actuar, incluso la frustración.

Los suspiros frecuentes pueden indicar la alteración en deficiencia de este Psiquismo, lo mismo que la presencia de tristeza.

La timidez y el miedo pueden ser otros de los trastornos que sobrevengan, relacionado con la disminución del impulso hacia el exterior, que se manifiesta entonces como retracción, repliegue sobre sí. Cuando la Vesícula Biliar se encuentra débil puede presentar estos síntomas.

El entusiasmo merma y con él los proyectos, los deseos. La disminución de la fuerza expansiva que proporciona el *Hun* en equilibrio va dejando que todo se empequeñezca y se vaya hacia adentro. Que se empobrezca, que sea menos creativo, que se pierda la riqueza del mundo inconsciente.

La imaginación también se vuelve pobre. Se tiene el sentimiento de estar aislado.

Se hace muy difícil, entonces, elaborar planes para el futuro. Surgen las dificultades para organizar la vida cotidiana.

Sobreviene la rigidez de pensamiento y también la física. La flexibilidad y la suavidad, propias de la Madera y de un buen funcionamiento del Hígado, se pierden.

De acuerdo con varios autores contemporáneos, mencionados por Eduardo Alexander en su tesis, disminuye también la capacidad de orientarse hacia el camino del propio destino y la de planificar cómo desplegar la vida en concordancia con el desarrollo de los potenciales con los que se cuenta. Esto puede llevar a estados de depresión, con la sensación de haber perdido el sentido de la vida.

Cuando este Psiquismo se manifiesta en forma excesiva

Puede notarse una alteración de las relaciones con los demás. Aumenta la actitud de rechazar y el sentirse rechazado.

Se trastorna el sueño, puede hacerse intranquilo, aparecer pesadillas, sueños con hechos violentos.

Lo que en la situación de deficiencia era introversión se transforma aquí en una imaginación desbordada y frondosa, la expansión se hace exagerada, se está demasiado para fuera.

Los proyectos además de exagerados pueden resultar incoherentes.

Es posible que se instale un importante descontrol de las pulsiones.

Todo empuja con fuerza hacia afuera y quiere crecer.

El *Shen*

El *Shen* está relacionado con el Fuego y el Corazón.

Como comentamos al inicio de este capítulo, es a través del *Shen*, que podemos percibir nuestra propia existencia. Es la conciencia y quien nos proporciona el deseo de manifestarnos en esta vida, de estar vivos.

Es el que coordina el Psiquismo y el que le confiere coherencia a la personalidad.

Eduardo Alexander nos comenta en su tesis que el *Shen* «relacionado con el Corazón y el Fuego, representa el poder de nombrar, lo que significa el acto de dar identidad a las cosas del mundo, pero principalmente a sí mismo.

La fase Fuego representa el alba de la autoconciencia».

Por otra parte, gracias a él nos es posible la comprensión directa de las cosas y los hechos, sin necesidad de hacerlo a partir de todo el desarrollo del proceso de aprendizaje.

Comparte con el Psiquismo anterior el área de los sueños a lo que se agrega el sueño en sí, la capacidad de dormir.

Cuando el *Shen* está en equilibrio, la persona se encuentra con la mente clara, se manifiesta en un discurso coherente. La serenidad es otro indicio de equilibrio.

Cuando este Psiquismo carece de fuerza

Se pierde el sentido de la proporción, el de la percepción justa de las cosas y las situaciones. Es decir, se tiene menor capacidad de adaptarse a las circunstancias de la vida.

Al disminuir las ganas de existir, de estar vivos en este mundo, se puede entrar en estados depresivos. Se tiende a la timidez.

Por lo mismo, se es más propenso a las quejas permanentes a sentirse a disgusto.

La coherencia de la personalidad puede llegar a perderse, el discurso hacerse ininteligible, la mente se obnubila y en casos extremos se puede entra en el territorio de la locura.

Cuando este Psiquismo se manifiesta en forma excesiva

Se manifiesta por un estado de euforia que denota la pérdida de la serenidad. También se trastorna la claridad mental que da lugar a la confusión, de lo que resulta un marcada incoherencia y desconexión.

El *Yi*

El *Yi* se relaciona con la Tierra y el Bazo.

Este Psiquismo se corresponde con el proceso de aprendizaje. Es el más mental. De él depende nuestra capacidad de estudio, la posibilidad de reflexionar.

Aquello que hemos aprendido podemos guardarlo en la memoria y recuperarlo cuando sea necesario. Nos da la facultad de generar conceptos, de poder enunciarlos y comunicar lo que pensamos, lo que hemos elaborado.

Podemos comprender, aunque de un modo distinto a la comprensión que nos confiere el *Shen*. En el caso de este Psiquismo, comprendemos a partir de un proceso de estudio, reflexión e incorporación.

En un sentido más amplio, nos permite registrar las experiencias que vamos viviendo.

Cuando este Psiquismo carece de fuerza

Evidentemente, es más complicado el tema del aprendizaje. En los postulados del Dr. Bach, este es un punto muy importante. Por lo cual, mantener al Bazo en estado de equilibrio y funcionalidad es una de las tareas en el trabajo floral. Lo haremos a partir de regular las emociones que alteran al Órgano e intentando potenciar los aspectos equilibrados de su Psiquismo.

La memoria disminuye notoriamente, en cambio las ideas se hacen fijas, difíciles de hacer circular. Resulta más complicado concebir y manejarse con los conceptos, siendo fácil la confusión con respecto a ellos.

Comienzan a tenerse buena cantidad de preocupaciones y de modo obsesivo. Las ideas comienzan a tener menos movilidad, tendiendo a hacerse fijas.

Pueden aparecer estados Larch, inscriptos en el contexto de un complejo de inferioridad.

Llama la atención la forma en que la persona ejerce el altruismo de forma marcadamente excesiva.

Cuando este Psiquismo se manifiesta en forma excesiva

El grado de obsesión aumenta considerablemente.

La mente se puebla de ideas fijas, de experiencias que dan vueltas y vueltas en el plano mental, evidenciando la necesidad imperiosa de White Chestnut.

Y, como si la mente no tuviera suficiente actividad se suma el quedar anclado en experiencias del pasado, mostrando un formidable Honeysuckle.

El *Po*

El *Po* se relaciona con el Metal y el Pulmón.

Así como en el *Hun* notamos una tendencia a la expansión, a la extroversión, el *Po* nos mostrará el Movimiento de sentido contrario, delimitante. La introversión, la tendencia a ir hacia uno mismo.

El *Po* es el que le proporciona densidad a nuestro cuerpo.

En concordancia con lo dicho, es el Psiquismo más corporal, el que nos permite percibir los límites de nuestro cuerpo.

Además, gracias a él podemos sentir nuestras propias estructuras físicas: los huesos, los músculos, las Vísceras, las articulaciones.

Nos otorga la capacidad de percibir las sensaciones interiores de nuestro cuerpo y nos indica su orientación y la de sus segmentos en el espacio. Nos da información acerca de la postura, el equilibrio y de todo lo que necesitamos sentir mientras nos estamos desplazando, para hacerlo con equilibrio y orientación.

Este es el Psiquismo responsable de la ilusión de estar separados de la totalidad, nos proporciona la sensación de individuos, es el que alimenta el egocentrismo, lo que permite hacer la experiencia de la vida humana. Así nos incita el deseo de vivir solo para nosotros mismos.

Buen trabajo para las Flores, favorecer el equilibrio de este Psiquismo y ayudarnos a que poco a poco volvamos a regresar al sentido de unidad. Esa es parte de la cuestión humana, ser capaces de haber sentido la separación con potencia e incorporar nuevamente el sentido de totalidad, llevando la experiencia de la vida humana con nosotros.

También participa en la posibilidad de adaptarnos a los cambios que ocurren durante nuestra vida. Nos ayuda a evitar los peligros gracias a la capacidad de sentir corporalmente. Algunos autores sostienen que nos permite elegir, sin la participación de la conciencia, aquello que necesitamos para el mantenimiento de la vida del cuerpo. Cuando se expresa armónicamente nos mantenemos deseosos de vivir.

Cuando este Psiquismo carece de fuerza

Al expresarse con menor potencia, crecen en nosotros ideas de muerte, de suicidio, negras.

Los cambios brutales e importantes en la vida merman la capacidad de este Psiquismo, con lo cual se hace más difícil adaptarse a los mismos.

Se pierden las ganas de vivir, se activan los procesos de destrucción, de muerte.

Surge el desinterés por todo y las ganas de irse y dejar todo, hay una gran vulnerabilidad. Tristeza y pena.

Es posible que realicemos elecciones que no sean apropiadas para sostener la vida del cuerpo.

Dos aspectos a tener en cuenta: celos exagerados y deseos de venganza. Cuando aparecen indican trastornos a nivel de este Psiquismo.

Cuando este Psiquismo se manifiesta en forma excesiva

Tal como lo consigna Eric Marie en su libro «Compendio de Medicina China»: como en el Psiquismo anterior, aparece una marcada tendencia obsesiva en concordancia con miedo al futuro.

El *Zhi*

El *Zhi* se relaciona con el Agua y el Riñón.

Es la capacidad de realización. La fuerza de voluntad. Lo que permite sostener con firmeza los objetivos del *Shen*.

Nos brinda la tenacidad necesaria para persistir en la consecución de nuestros objetivos, sin desviarnos cuando nos encontramos con obstáculos.

De él depende la fuerza de carácter, la determinación.

Gracias a la perseverancia de que nos dota, la mente puede centrarse en las metas que fijó y perseguirlas, sin distracciones.

Por lo tanto, participa en nuestra autoafirmación y nos confiere autoridad y determinación.

Es la voluntad de vivir en relación con un propósito.

Cuando este Psiquismo carece de fuerza

El carácter pierde firmeza, nos volvemos indecisos, demasiado cambiantes.

No disponemos de la fuerza y las herramientas necesarias para enfrentarnos con las dificultades y quedamos sometidos a ellas.

Comienzan a surgir el miedo y el temor.

Como consecuencia de la falta de fuerza para realizar con constancia, nos desanimamos fácilmente.

Ya no podemos mantenernos en la dirección de los objetivos que fijamos.

La angustia y la ansiedad son frecuentes. La voluntad de vivir disminuye. Se puede llegar a la abulia. Se pierde el sentido de la vida.

Cuando este Psiquismo se manifiesta en forma excesiva

La fuerza de realización, el poder de la voluntad se transforma en autoritarismo.

Se tiende a la tiranía.

Lo que era tenacidad pasa a manifestarse como obstinación.

Se tienen conductas temerarias.

Algunas sugerencias

En esta oportunidad también notamos que, tal como está expresado en este trabajo, el contenido de los Psiquismos nos resulta familiar a los terapeutas florales. Es con lo que nos encontramos en las consultas, las capacidades para realizar, para evaluar, para persistir, las dificultades en el aprendizaje y el sufrimiento que los trastornos en esas áreas generan.

Veamos algunas formas de utilizar estos conocimientos.

- Los aspectos del Psiquismo en equilibrio pueden ser una guía para ayudarnos a desarrollar esas cualidades en nuestros consultantes, aportándoles las Flores relacionadas
- Podemos reconocer qué Psiquismo está alterado y trabajarlo
- Detectar el o los Psiquismos (no es usual que sean más de dos) que vienen desequilibrados desde edades tempranas. Veremos que el tema del Psiquismo desequilibrado se repite a lo largo de la vida del consultante. Esta es una muy buena forma de trabajar la base de los trastornos. Probablemente, esté relacionado con la o las Virtudes que el consultante necesita desarrollar.
- En la tesis de Eduardo Alexander se mencionan las ideas de Jarret con respecto a la constitución como una forma de fijación

que, a partir de sucesos ocurridos tempranamente en la vida, nos dejan fijos en una interpretación del mundo y de la vida. Así, las emociones se van intoxicando. La forma de trabajar con la constitución es a través de las Virtudes. Estas permiten organizar nuevamente las emociones trastornadas y regresar a un modo más fluido de interpretar el mundo. Sin dudas las Flores son una herramienta privilegiada para ayudarnos a desarrollar las Virtudes. Podemos apreciar la relación de éstos conceptos que Jarret toma del Taoísmo y los postulados del Dr. Bach. Entonces, es necesario detectar desde qué Psiquismo interpreta el mundo una persona y trabajar el equilibrio en el mismo, así como las Virtudes correspondientes. Tal como para Bach, al desarrollar la Virtud que se relaciona con nuestro aprendizaje, todo lo demás vuelve a su justo lugar. Las Virtudes no pueden desarrollarse por la fuerza de la voluntad, más bien es necesario crear el ámbito para que surjan. En ese sentido es que las Flores son más que indicadas, puesto que hacen que florezcan las Virtudes naturalmente, sin que nosotros lo hagamos por imposición, lo que habitualmente genera el resultado contrario.

- Ya que la rigidez en la forma en que se está en el mundo, entre otras cosas, genera disturbios en las emociones y éstos cristalizan en el cuerpo como síntomas, al saber con qué Psiquismo necesitamos trabajar y relacionarlo con su Órgano correspondiente, tendremos a disposición todas las relaciones que este mantiene con el cuerpo. Por lo tanto, podremos investigar los trastornos que aparezcan en él. De paso, comprenderemos cómo el desequilibrio de un determinado Psiquismo genera patologías. Al dar las Flores correspondientes, estaremos intentando equilibrar el Psiquismo, desarrollar las Virtudes y, por ese camino, sanar los trastornos físicos

- Trabajar con los Psiquismos nos puede llevar también a detectar el tipo de personalidad, en términos de Bach, de quien nos consulta. Los Doce Curadores nos pueden ayudar al respecto, aunque evidentemente tenemos que darnos la libertad de trabajar con la totalidad de las Flores.

- Si tomamos el Psiquismo del Pulmón, vemos que uno de los temas a tratar es la capacidad a adaptarse a los cambios de la vida. Sabemos que nos pueden ayudar esencias como Walnut, Star of Bethlehem, Rock Water y otras Flores relacionadas con la rigidez. Pero también tendremos una idea de cómo las dificultades para adaptarse a los cambios de la vida pueden influir en las áreas correspondientes al Pulmón, pudiendo hacerlo tanto en el área de la respiración como de los líquidos orgánicos, de la piel, del Intestino Grueso, etc. En este caso vemos cómo, de forma indirecta, las esencias mencionadas pueden mejorar el funcionamiento del Pulmón.

- Siguiendo con el ejemplo del Psiquismo del Pulmón, la Virtud relacionada es la Rectitud. La cual tiene que ver con el equilibrio entre lo que tomo para mí y lo que pierdo, entre otros aspectos. Se hacen evidentes Flores como Vine, Chicory, Centaury, Clematis, Heather…

A continuación, una tabla con los Órganos, el Psiquismo correspondiente y las Virtudes.

ÓRGANO	PSIQUISMO	VIRTUD
Hígado	*Hun*	Bondad. Benevolencia
Corazón	*Shen*	Cortesía. Corrección
Bazo	*Yi*	Confianza. Fé. Integridad. Honestidad. Honradez
Pulmón	*Po*	Rectitud. Justicia
Riñón	*Zhi*	Sabiduría. Inteligencia

CAPÍTULO 7

LAS FLORES DE BACH

Los textos sobre las Flores de este capítulo fueron escritos en el marco del Seminario «Las Flores de Bach. Cuatro miradas integradoras».

En este ciclo se abordaron los Doce Curadores, Los Siete Ayudantes, los Diez Árboles y las Nueve Últimas Flores. Se realiza ininterrumpidamente desde el año 2006 hasta la fecha.

Organizado por el Institut Anthemon (Barcelona) del Dr. Ricardo Orozco, el ciclo está a cargo de los profesores: Ricardo Orozco, Jordi Cañellas, Josep Guarch y el autor. Y desarrolla la visión de la Psicología Contemporánea, los Patrones Transpersonales y la Inteligencia Emocional, la signatura de las Flores, la Astrología y la Medicina China.

Encontrarán a lo largo de estos textos referencias a estos queridos amigos, a los cuales agradezco profundamente el trabajo compartido.

LOS DOCE CURADORES

IMPATIENS

Órganos-Emociones-Psiquismo

Aunque la forma de estar en el mundo de cada tipo floral influye en la totalidad de la persona, podemos observar tendencias a afectar determinados Órganos y territorios. Conocer estas tendencias nos permite hacer preguntas para profundizar nuestra percepción, considerar aspectos que, en ocasiones, tampoco distingue la persona que nos consulta y prevenir posibles trastornos.

En las personas IMP el Hígado, el Corazón y el Riñón entre otros Órganos, pueden verse alterados.

EL HÍGADO

La impaciencia, la irritabilidad, la indignación, la ansiedad y la inquietud características de IMP, impactan plenamente en este Órgano. A su vez, favorecen el estancamiento de la Energía del Hígado y la acumulación de Calor.

La aceleración es un efecto característico del Calor y, a su vez, el Calor genera aceleración, estableciendo un círculo que se retroalimenta. Este factor patógeno da base a los estallidos de cólera que comenta Ricardo, que en ocasiones son rápidos para llegar y otro tanto para desaparecer, revelándonos las características del Viento.

El Viento se manifiesta en IMP como estallidos de cólera, tics, Movimientos nerviosos de los dedos y otros posibles síntomas que detallaremos más adelante.

La tensión y el nerviosismo que vemos en IMP surge de la vivencia de los obstáculos, que siente que se le interponen desde la lentitud de lo que lo circunda y de, como menciona Jordi, la Energía de impulso que porta. Esta Energía en la naturaleza, la proporciona la Madera y, en el cuerpo, el Hígado.

Es decir, que en el caso de IMP se le pide mucho al Hígado: se lo conmina a sostener un impulso desmedido y a vérselas con el estancamiento que la frustración y las otras emociones provoca. El no poder desplegarse libremente (una de sus funciones) aumenta la intensidad de las emociones en juego.

El Psiquismo del Órgano en cuestión participa de modo importante, puesto que proporciona también el impulso para la acción y la fuerza que llevan las pulsiones. Cuando se encuentra en desequilibrio favorece la rigidez y las dificultades para relacionarse, generando rechazo, la persona es extrovertida pero a la vez autocentrada. La impulsividad es menos controlable y puede llegar a la compulsión.

La rigidez, los calambres y las contracturas que podemos apreciar en las personas IMP encuentran parte de su origen en las dificultades que tiene el Hígado para distribuir la Sangre a las zonas del cuerpo que por su actividad lo requieren, quedando mal abastecidas, provocándose así los síntomas descritos.

EL CORAZÓN

Puede afectarlo la ansiedad, la falta de serenidad, la aceleración, el nerviosismo y la tensión propios del modo IMP.

El Calor influye en la Sangre (que es la base material delEspíritu y la mente) abriendo la puerta a síntomas que pueden ir desde la simple ansiedad e inquietud hasta trastornos mentales severos. La aceleración mental aumenta el Fuego, lo que podría llevar a la persona IMP a ser cruel, tal como lo menciona el Dr. Bach.

La esencia a partir de aportar serenidad y regular el Calor entre otros aspectos, favorece la expresión equilibrada del Psiquismo del Corazón allanando el sendero para: tomar conciencia de sí, de su naturaleza interna y contactar con el camino de vida.

EL RIÑÓN

La ansiedad y la aceleración lo perturban. Es el Órgano que en términos generales controla el Fuego, puesto que corresponde al elemento Agua y maneja la raíz del Agua y el Fuego del organismo. Cuando está en equilibrio evita que se acumule Calor en el Hígado, que de no ser regulado, finalmente lo transmitirá al Corazón. La actividad adecuada del Riñón evitará que el Calor se dispare hacia la parte superior del cuerpo y que dilapide los líquidos y la Energía.

Virtudes

La Benevolencia es la Virtud relacionada con el Psiquismo del Hígado. El equilibrio en el funcionamiento del Órgano favorece el cultivo de esta Virtud, que implica la capacidad de hacerle lugar al otro en la propia vida, permitiendo además que desarrolle su propio plan de vida. Lo que nos explica Ricardo en la lección a aprender es de gran relevancia para el desarrollo de esta Virtud y está relacionado con el Psiquismo del Corazón, que aporta la capacidad de tener conciencia de si mismo.

Jordi nos comenta que IMP es una planta invasiva que aparta de su lado a otras especies, vemos la actitud opuesta a la que propone la Virtud.

El Psiquismo del Hígado en equilibrio modula la tendencia

Algunos trastornos que pueden estar presentes

Disturbios digestivos como eructos, vómitos, diarreas, mala asimilación, distensión, abdominal y cólicos, entre otros.

Dolores en distintas partes del cuerpo, en algunos casos punzantes. Dolores que irradian, dolores erráticos. Inflamaciones. Molestias en el pecho, el abdomen y las ingles.

Vértigos, zumbidos, tics, convulsiones. Calambres, contracturas. Cefaleas.

Problemas oculares y auditivos. Trastornos del sueño.

Trastornos menstruales. Dolor y distensión de las mamas.

Aceleración del ritmo cardíaco y respiratorio.

Comentarios

La esencia es de ayuda para tratar el Calor, con lo cual se puede comprender su acción en las inflamaciones y en la ansiedad. Favorece además la manifestación equilibrada del los Psiquismos del Corazón y el Hígado. Es probable que conduzca la Energía hacia la parte inferior del cuerpo.

Entre las esencias que pueden prestar ayuda están Scleranthus que permite modular el desfase que IMP tiene con respecto a los tiempos de los demás. Holly y Vervain junto con Water Violet y Rock Water colaboran en cuanto a modular el Calor. Cherry Plum puede ayuda a disolver el estancamiento.

Dos prácticas podrían favorecer el camino de crecimiento de IMP.

- Cultivar una percepción circular del tiempo que mitigue, así, la excesiva linealidad con que lo vive.
- Realizar algo, sin apuntar a un resultado en concreto y hacerlo porque sí, sin una finalidad.
- Ambas actitudes tendrían un influjo muy sanador

MIMULUS

Órganos-Emociones-Psiquismo

Es esta una Flor con una influencia amplia sobre los Órganos y sus territorios, posiblemente debido a que el tipo de fijación y de emociones que trata se relacionan con áreas muy primarias del ser humano como lo es la esfera de los miedos.

Veamos a que Órganos puede alcanzar el modo de estar en el mundo de MIM.

EL HÍGADO

Es usual encontrar perturbado este Órgano, puesto que muchas de las emociones y modos de ser perjudican su capacidad de hacer fluir suave y uniformemente la Energía y los líquidos, función ésta que asiste al desarrollo de múltiples procesos en el ser humano.

Y aquí el Patrón Transpersonal es muy claro, sintetizando la retracción del impulso a muchos niveles que manifiesta la persona MIM.

Ese intentar que el río de la Energía se detenga o fluya más lento tiene consecuencias que se manifiestan en las distintas áreas de la persona, dependiendo de su constitución y su historia.

Las emociones y actitudes que regularmente se encuentran en MIM entorpecen la libre circulación de la Energía del Hígado.

La introversión y la timidez. El miedo. También lo vulneran la frustración, el estado depresivo, la desconfianza. La amargura y el resentimiento como forma de compensación, tal como lo menciona Ricardo.

La ansiedad lo desequilibra y es una emoción que trastorna a varios Órganos.

Cuando la Energía, la Sangre y los líquidos no circulan en forma fluida, como consecuencia de los sentimientos y modos que mencionamos, sobreviene la rigidez que se instala a nivel de los pensamientos y el cuerpo. La suavidad propia del Hígado se pierde. Pueden acumularse los líquidos en distintas partes del cuerpo y también sustancias más densas como mucosidades y quistes.

El estancamiento persistente de la Energía, por generar Calor, consigue que se vayan gestando estados de irritabilidad que evolucionan hacia el resentimiento

El Psiquismo de este Órgano aporta, entre otros aspectos, la capacidad de tener un trato extrovertido en las relaciones con las otras personas y la fuerza impulsiva para iniciar la acción. Si estas cualidades carecen de la fuerza necesaria como para ponerse en juego, la emoción que brota naturalmente es la frustración, evidente consecuencia de no poder realizar lo que se planea, se siente y pulsa.

EL BAZO

La persona MIM pasa una buena parte de su tiempo preocupada y pensando. Adelantándose con el pensamiento a los sucesos, intentando prevenir y acotar lo que ocurrirá. En el mejor de los casos sus pensamientos son formas lógicas de oponerse al miedo por medio de la razón. El caso es que la Energía para realizar estos procesos proviene del Bazo y va en detrimento de la asimilación y distribución de los alimentos, la producción y distribución de la Energía y la Sangre.

La poca potencia del Psiquismo del Bazo prepara el terreno para que crezcan la timidez y la sensación de ser inferior.

Gran parte de la Energía de MIM se pierde en su necesidad de mantener todo controlado lo más posible.

EL PULMÓN

El contenido pesimista y negativo de las preocupaciones y pensamientos de MIM impacta en este Órgano. Lo mismo ocurre con la melancolía y el estado depresivo. El exceso de introversión puede estar originado tanto por la deficiencia del Psiquismo del Hígado como por trastornos del Psiquismo del Pulmón. Cuando hay una deficiencia de este último se pierde la habilidad de adaptarse a los cambios que propone la vida, crece la tendencia al aislamiento y se es más vulnerable.

EL RIÑÓN

Está bastante difundida la relación entre el Riñón y los miedos, y muy transitada la observación de que uno de los efectos que el miedo puede causar es la incontinencia urinaria.

El miedo hace descender la Energía, se siente debilidad en piernas y rodillas, que además, tiemblan. La Energía del Riñón pierde solidez y merma. Puede haber incontinencia de heces, debido a que el Riñón controla los orificios anal y urinario.

Podríamos decir que el miedo envejece, resta fortaleza e inmunidad, deteriora los huesos, retrasando incluso su consolidación tras las fracturas, debilita la zona lumbar y, de ser extremado, genera parálisis (territorio de Rock Rose).

Si es persistente puede alterarse el ritmo de crecimiento, el vigor sexual, la capacidad reproductiva, dar lugar a trastornos de deficiencia de la Sangre y desequilibrios en cuanto a la cantidad y frecuencia urinaria.

Cuando existen edemas también podemos pensar en el miedo como un factor presente. La respiración poco profunda nos puede orientar en el mismo sentido, igual que el asma y la fatiga respiratoria.

El Psiquismo del Riñón se encuentra debilitado en las áreas de la autoridad, la afirmación y la determinación, lo que es necesario fortalecer para ganar seguridad y disminuir la vulnerabilidad.

Su desequilibrio se observa asimismo en el surgimiento de las emociones afines al miedo: aprensión, fobia y cobardía.

En algunos casos puede surgir una temeridad que intenta compensar la retracción, pero esa supervalentía es muy difícil de sostener puesto que agota la poca Energía que de por sí tiene este tipo de personalidad. En otros, sucede, como comenta Ricardo, que se intenta sostener una actitud Vine. Esto puede perdurar en el tiempo, siempre y cuando no se trate de una persona MIM con una constitución débil del Riñón, lo que puede evidenciarse por la fragilidad de su apariencia (postura encorvada y palidez). Este Órgano es el encargado de dar fortaleza y solidez al cuerpo físico. Tal como nos menciona Josep con respecto a Capricornio, los huesos son sostenidos por la Energía del Riñón.

El Pulmón, el Bazo y el Riñón tienen una destacada participación en la Vía de las Aguas, es decir, en la circulación y la distribución de los Líquidos Orgánicos. Si nos referimos a momentos en que una persona puede estar en estado MIM, éstos pueden surgir de disturbios en distintos Órganos y Vísceras. La Vesícula Biliar en deficiencia predispone al miedo, a la timidez y a la vulnerabilidad, se es fácilmente influenciable. Otro tanto ocurre con la debilidad del Hígado, del Corazón, del Riñón y con las deficiencias de la Sangre; en estos casos, la predisposición es a sentir miedo.

Virtudes

La Sabiduría es la Virtud correspondiente al Riñón. Permite el equilibrio entre la precaución excesiva y la temeridad. Este Órgano también nos proporciona la capacidad de permanecer serenos ante el miedo que emerge cuando nos enfrentamos con lo desconocido. El Bazo nos dona la capacidad de mantener nuestra Integridad, pero sin estar solamente atentos a ella, sino también, al intercambio y la distribución de la Energía vital con el otro, garantizando la Integridad de ambos.

Comentarios

Heather puede ayudar a MIM a no estar tan autocentrado en sus preocupaciones acerca de sí mismo. Otras esencias adecuadas pueden ser las que aportan Energía, como Centaury, Clematis y Olive, así como las que ayudan con el estancamiento Crab Apple, Willow, Chicory, Cherry Plum.

Estoy de acuerdo con Josep en cuanto a que MIM se rechaza a sí mismo y cree que los demás lo van a medir con la vara que usa él; por eso actúa del modo que nos describe Ricardo: «...con una clara conducta evitadora destinada a protegerse del ridículo, la humillación y, sobre todo, la evaluación negativa y el rechazo.»

En el agua anida lo insondable, el peligro, lo misterioso y MIM, como hemos visto en la signatura, vive a la vera del agua que corre. A menudo se lleva la sorpresa de que dispone de fortaleza y recursos para afrontar lo que teme. Entonces, como la planta, para no ser arrastrada por el agua, hace más profundas sus raíces. El problema es que en muchas ocasiones se da cuenta de sus capacidades en plena hecatombe y no guarda la conciencia de su fortaleza en momentos de tranquilidad.

CLEMATIS

Órganos-Emociones-Psiquismo

EL RIÑÓN

La voluntad de vivir conservando la percepción del sentido de la vida son aspectos del Psiquismo de este Órgano. Si carece de fuerza, se afecta la raíz de la voluntad, se pierde el sentido de la vida, es fácil caer en la abulia, hay desánimo. La mente no se puede aplicar a los objetivos.

EL BAZO

La alteración que sufre el Bazo se observa en la mala memoria, el escaso registro de las experiencias vitales, la falta de atención y concentración y la debilidad de la musculatura, entre otros trastornos. Por intermedio de este Órgano nos alimentamos con los nutrientes que provienen de la tierra, acrecentando nuestra materia, lo que implica un modo de enraizamiento. También participa en la producción de la Sangre que, como veremos, influye en la capacidad de enraizarse.

EL PULMÓN

El Pulmón se manifiesta a través de su Psiquismo que, al estar alterado, determina un débil instinto de supervivencia con poca voluntad de vivir. Disminuye la actividad refleja tendiente a la protección frente al peligro. Se evidencia una mala adaptación a los cambios y deseos de abandonarlo todo y alejarse. Hay desinterés y vulnerabilidad, que puede relacionarse con una baja de la inmunidad.

En el Pulmón reside la posibilidad de percibir por los sentidos, de tener sensaciones, lo que permite el contacto con el exterior y los demás. Así, la vista y el oído dependen de este aspecto (y del Hígado y el Riñón, respectivamente). El estar plenamente en el cuerpo para percibir y actuar en este mundo se relaciona con el Psiquismo del Pulmón. El Espíritu del Pulmón, el Po es el encargado de formar el cuerpo, lo cual nos recuerda al Principio Cósmico de la Manifestación, que Jordi asigna a CLE. El Metal, elemento al cual pertenece el Pulmón, proporciona la Energía para la materialización.

Este Órgano gestiona un tipo de Energía que se forma con:

- La Energía que el Pulmón obtiene del aire
- La Energía proveniente de la Esencia sutil de los alimentos elaborada por el Bazo.

Es decir, que rige la unión, en una sola, de Energías celestes y terrestres. Esta Energía es una de las que circula por los canales para nutrir a todo el organismo.

Las personas CLE suelen tener algún grado de palidez que indica la deficiencia de Energía, de Sangre o de ambas.

La actividad del Pulmón permite el enraizamiento, además, por la relación que tiene con el Riñón, hacia quien desciende la Energía y los líquidos.

EL HÍGADO

En el Hígado encontramos la posibilidad de equilibrar el «vuelo» de CLE, transformándolo en acto creativo, en vuelo de la imaginación que se nutre de la riqueza del inconsciente. En soñar y crear para realizar, para lo práctico.

La Sangre tiene una importancia vital en cuanto a dar raíz. Se dice que es el vehículo del Espíritu, base material de la mente. Cuando hay deficiencias de la Sangre, particularmente en el Hígado, la mente vaga, se sueña despierto, se desdibuja el sentido de la propia vida, no se presta atención a los objetivos. El cuerpo se deshabita cuando la luz de la conciencia y la presencia mental, no están aquí y ahora.

El Psiquismo del Hígado nos proporciona la capacidad de encontrar el camino verdadero para transitar la vida, en concordancia con el desarrollo de nuestro destino.

Virtudes

La Benevolencia es la Virtud que le corresponde. Cultivándola se beneficia al Hígado y puede realizarse el aprendizaje de la lección que ha venido a aprender CLE.

Comentarios

Cuando falta Energía, muchos de los procesos vitales disminuyen y los trastornos que ello provoca, de perdurar en el tiempo, se van entrelazando, retroalimentándose unos a otros. Se va deteriorando el enraizamiento y aumenta la tendencia a «volar». Esto da lugar a síntomas presentes frecuentemente en CLE como cansancio, apatía, disminución de la fuerza en los brazos y las piernas. El rostro es pálido. La inmunidad merma y hay menos adaptación a los cambios de tiempo. Lo cual se entiende, puesto que CLE tiene un muy pobre registro de lo que ocurre en el presente, con lo que se le complica la adaptación. Es un abandono del cuerpo que no llega a ser total (cosa que no le preocuparía), pero es muy marcado. La producción de la Sangre y los líquidos se ve alterada, lo mismo que la circulación.

CLE tonifica la Energía, favorece la circulación de la Sangre y la Energía, es un poco en ese sentido que, como comenta Ricardo, actúa a nivel del frío en los pies.

Probablemente a CLE le preste ayuda el hecho de contactar con el sentido de su vida. ¿Para qué estar en este mundo? Esa orientación podría venir de la mano de Wild Oat. Quizás así, pueda conectar con alguna de las posibilidades para desarrollar sus potencialidades, tal como nos comenta Josep.

AGRIMONY

Órganos-Emociones-Psiquismo

La Alegría ejerce un efecto maravilloso sobre la totalidad de la persona. Proporciona relajación y una mente serena. Mejora las posibilidades de nutrirse e incrementa la inmunidad. La Sangre y la Energía circulan mejor, con lo cual la comunicación entre las distintas partes del cuerpo y la mente son óptimas. En suma, la Alegría nos instala de lleno en la armonía.

Hablamos de aquella Alegría espontánea y auténtica, no de la izada a tope contra Viento y marea, ocultando con su ondear emociones menos benignas, más dolorosas o, simplemente, clasificadas de impresentables por su portador, incluso, inconscientemente.

Y es aquí, donde las cosas se tornan complicadas para AGR.

EL CORAZÓN

La permanente excitabilidad, euforia, búsqueda de actividades para llenar la agenda y los excesos en cuanto a alimentos, alcohol y drogas, que desarrolla AGR, generan Calor interno, que con el correr del tiempo puede desembocar en deficiencia y debilidad. Esta forma de vivir es lesiva para el Corazón, quien siendo el *Emperador* de los Órganos (Corazón, Bazo, Pulmón, Riñón e Hígado) y las entrañas (Intestino Delgado, Estómago, Intestino Grueso, Vejiga, Vesícula Biliar), al desequilibrarse, hace lo propio con sus súbditos. Esto explica en parte, por qué el estado AGR es el origen de tantos trastornos, enfermedades crónicas y degenerativas severas.

La ansiedad también engendra Calor y, a su vez, es generada por este; una vez más el Corazón puede pagar las consecuencias, aunque este estado emocional puede influir igualmente en el Bazo, el Pulmón y el Riñón.

El Psiquismo del Corazón, entre otras cosas, da coherencia a la personalidad, conciencia y percepción de la propia existencia. Coordina la totalidad del Psiquismo. Cuando hay equilibrio, el estado que surge es el de serenidad y claridad mental. De otro modo irrumpen la euforia y la incoherencia.

Es tal el ímpetu por alejarse de sí mismo, que la persona AGR no permite al Corazón contener las pulsiones y se deja llevar por los excesos.

AGR sufre una disociación importante que elimina de la conciencia muchos contenidos, restando coherencia e integración a su personalidad, lo que lo lleva al desasosiego, la intranquilidad, incapacidad para discernir y falta de paz.

Intenta encontrarse con la Paz negando el conflicto y para ello fatiga las emociones correspondientes al Corazón, ejerciendo la alegría a toda hora hasta convertirla en una mascarada, un defecto.

La armonía, fruto natural de la alegría auténtica, esquiva limpiamente a la alegría por decreto.

EL BAZO

No solo el Corazón se afecta, puesto que el modo de estar en el mundo de AGR genera un cúmulo de emociones que impactan en otros Órganos, que al desequilibrarse, sostienen sus emociones negativas.

La preocupación, por agotar al Bazo, debilita la capacidad digestiva y de asimilación (exigida de por sí por sus hábitos alimenticios) sobreviniendo cansancio (descansa poco) y acumulación de mucosidades y sustancias que pueden originar, por ejemplo, cálculos biliares o renales, trastornos en el sistema respiratorio o en el Corazón.

La Energía del Bazo queda bloqueada, haciendo más difícil el aprendizaje en todo sentido, aumentando la obsesión.

EL RIÑÓN

El miedo afecta a la raíz del ser humano: el Riñón y toda su esfera de acción. Y allí, en lo insondable y oculto del Agua (el Riñón pertenece a este elemento) se encuentra, protegido, lo que nutre esencialmente. Es en lo profundo del Agua, en la oscuridad de lo indiferenciado, donde se esconden los potenciales y la fuente primaria de vitalidad de la persona. Y así se pone de manifiesto el desequilibrio entre el Fuego y el Agua, el Corazón y el Riñón. El rojo y negro del rizoma también lo muestra. La conciencia y lo que se ve a la luz del mediodía. Lo que está oculto en la profundidad de la noche, en la oscuridad del Riñón. Uno de los más importantes dilemas de AGR.

Una relación desconectada entre el Riñón y el Corazón, muestra la Alegría y oculta el miedo, lo desagradable, lo desconocido. Lo oculto nutre y da vida a lo manifiesto. El agua es la raíz que evita que el fuego escape hacia arriba, dilapidándose.

Cuando no se hace sitio a la oscuridad, se mata con ella aspectos muy valiosos de sí. El desequilibrio que se genera, termina sobredimensionando la oscuridad que, además, no deja de existir por el hecho de que no se vea.

Virtudes

Como en el caso de la Alegría, las Virtudes correspondientes al Corazón, son ejercidas a marcha forzada; así, se desgastan la Cortesía y la Corrección. La Virtud, cuando se exagera, alumbra al defecto.

AGR necesita contactar con la Paz interior auténtica. No es manteniendo la incomunicación entre Corazón y Riñón como lo va a lograr.

En el Riñón, en la misma sustancia del cuerpo, en lo hondo del inconsciente, se encuentran atesoradas las potencialidades individuales conferidas a la persona y el camino a seguir para desarrollarlas.

La mala noticia para AGR es que, para lograr esto, tiene que hacer justamente, lo que no quiere. Es necesario llevar la conciencia que está en el Corazón hacia las profundidades, puesto que en esa interacción entre la capacidad de hacerse consciente que aporta el Corazón y la información y los potenciales que se encuentran en el Riñón, es como se puede llegar al propio conocimiento y a poner en juego las potencialidades ahora conducidas por la conciencia, que estaban esperando para ser activadas.

Es necesario usar las Virtudes del Corazón y del Riñón (enderezar la voluntad hacia el autoconocimiento). En palabras de la tradición Taoísta, el proceso comentado se conoce como «llevar el Fuego debajo del Agua», llevar la conciencia hacia lo insondable, para activar las potencialidades.

Comentarios

Es muy posible que las personas AGR generen Calor, pudiendo entonces verse trastornos en la piel, hemorragias, insomnio, inquietud, aceleración del metabolismo, forúnculos, llagas bucales (bien torturantes), trastornos urinarios, fiebre, convulsiones febriles. La lista es larga y podemos investigar estos trastornos en las personas AGR.

La esencia es útil para tratar ese Calor.

Otra área a tener en cuenta es la de los intestinos. Tanto el Grueso como el Delgado pueden ser alcanzados por el estilo de vida AGR.

Una aplicación interesante, que se inscribe dentro de la acción catalizadora de la esencia, es utilizarla en los procesos que por fuera manifiestan normalidad y sanidad pero ocultan trastornos importantes más profundos. Como ocurre cuando hay heridas aparentemente sanas en la superficie y que por dentro tienen pus, en hemorragias ocultas, focos sépticos ocultos.

También en los procesos en los que no queda clara la raíz de la dolencia, que se presentan con síntomas contradictorios, difíciles de aunar en un todo coherente, la toma de la esencia permite definir el origen y descartar la apariencia.

CHICORY

Órganos-Emociones-Psiquismo

Tomemos el aspecto «pegajoso», adherente de CHI. Es un factor que detiene, enlentece, de algún modo ensucia el campo emocional.

El látex que encontramos en la raíz está en la parte que no se ve. Así, las personas que dan este perfil, no se perciben como adherentes sino como manantiales que dejan fluir el amor a diestra y siniestra. Si la pegajosidad falla para retener, la persona se pone áspera como el tallo. Los datos que aporta la signatura son ciertamente, esclarecedores.

EL HÍGADO

Las conductas que expone CHI, basadas en su necesidad de controlar el entorno, por las causas y objetivos que ya describieron muy bien mis compañeros, obstruyen intensamente el libre fluir de la Energía, la Sangre y los líquidos. Se perjudica así al Hígado que, como vimos, puede sufrir las consecuencias de la falta de flexibilidad y fluidez, de las distintas formas de estar en el mundo de varios tipos florales.

El propio Dr. Bach nos comenta acerca de esta obstrucción, en relación con la codicia: «En la misma medida en que condicionemos otra vida —sea joven o vieja— esa frustración reaccionará contra nosotros. Si limitamos sus actividades, puede que sintamos nuestros cuerpos rígidos y envarados;...».[8] Por su gran carencia, CHI intenta «gobernar el mundo» (el de su entorno afectivo y aledaños) interfiriendo con el desarrollo de la vida de los demás, haciendo fuerza para torcer sus rumbos en su propio beneficio. Cosa que todos sabemos, no resulta gratuita.

Emociones como la frustración y la agresividad contenida, influyen sobre el Órgano en cuestión, propiciando más estancamiento. Resultado: se acumulan los líquidos, hay edemas, se estanca la circulación de la Sangre, lo que se ve como varices y como trastornos menstruales.

Las emociones retenidas y amasadas durante bastante tiempo, pueden convertirse en Fuego, de modo tal que la irritabilidad rápidamente se transforma en Ira, que cada vez se hace más explosiva. La presión interna aumenta por la necesidad de CHI de disimular su hostilidad, pudiendo entrar de lleno en un estado Cherry Plum.

Esta tensión se instala en las mandíbulas, la garganta, en el pecho, en la zona de las costillas, en los costados del cuerpo (lo que me recuerda a la estructura y rigidez del tallo), en las ingles, en las mamas. Puede generar Movimientos involuntarios de distintas partes del cuerpo.

No es raro que se sufra de insomnio. La ansiedad aumenta. Crece el nerviosismo, hay más insatisfacción. La depresión surge con el estancamiento y puede aumentar por el Calor.

Haciendo una pequeña y para nada exhaustiva lista de las emociones y actitudes, que suelen estar presentes en CHI y que afectan al Hígado, nos encontramos con: Ira, celos, explosividad, tensión, odio, rencor, envidia, irritabilidad, frustración, rigidez, invasividad...Este Órgano, además, está encargado de mantener las emociones estables. Se puede percibir, por lo tanto, la sobrecarga a la que está expuesto.

---

8 «Ustedes provocan su propio sufrimiento»,*Bach por Bach*, Dr. Edward Bach, Ediciones Continente, Buenos Aires, 1993

El Psiquismo del Hígado oscila entre los extremos, propiciando los defectos. Cuando se debilita aparece la tristeza, el sentirse aislado y volverse sobre sí, los suspiros, la depresión, el miedo.

Si está desbordado vemos que tienden a complicarse las relaciones interpersonales y comienzan los exabruptos, el rechazo, el sentirse rechazado.

El Hígado tiene una importancia en los trastornos ginecológicos.

La Vesícula Biliar también puede estar afectada generando una parte de la vulnerabilidad que CHI siente con respecto a las personas queridas de su entorno.

EL BAZO

Otra forma de entorpecer la circulación energética es el autocentramiento como una forma de obsesión.

La autorreferencia sistemática presente en CHI mantiene a la Energía dando círculos, potenciando lo pegajoso y adherente. Esto hace muy difícil la lección a aprender, puesto que los aspectos negativos tienden a mantenerse y generarse a sí mismos una y otra vez, transitando del cuerpo a las emociones y a la mente, y viceversa. La tendencia es a lo crónico y difícil de eliminar.

La «pegajosidad» aparece como leucorrea, mucosidades, nódulos en las mamas. La digestión también se altera, el apetito se hace variable; puede haber eructos, náuseas y molestias en la boca del Estómago.

En particular, el resentimiento, favorece la acumulación de sustancias, desequilibrando las funciones del Hígado y del Bazo.

La exageración en el cuidado y la nutrición, el incremento de la preocupación, la sobreprotección, la invasión entrometida en la vida del otro, perjudican la actividad del Bazo. Es posible llegar a un estado rumiante, con gran tendencia a la exageración, que es la prima hermana de la susceptibilidad.

EL PULMÓN

Este es otro de los Órganos que pueden alterarse en las personas CHI.

Los celos, el deseo de venganza, la tristeza, la vulnerabilidad surgen cuando su Psiquismo se encuentra debilitado.

Pero este Psiquismo, también es quien nos permite ejercer la Virtud que nos ayuda a mantener un equilibrio entre lo que se gana y se pierde, lo que se acumula y elimina.

Influye en el valor que le conferimos a las relaciones en nuestra vida. Tanto el Pulmón como el Intestino Grueso actúan influyentemente en nuestra capacidad de soltar, de dejar ir, sin perder lo que nos es valioso, lo que nos nutre.

Virtudes

Nuevamente, la Benevolencia es la Virtud a cultivar; recordemos que es la que nos permite incluir al otro en nuestra vida, pero sin coartar por eso el desarrollo de su propio camino, de su propio plan de vida.

También la Confianza y la Fe, así como la Integridad y la Reciprocidad que favorecen el intercambio de la fuerza vital entre uno y el otro, garantizando la integridad de los dos.

En ocasiones, CHI utiliza estas Virtudes como máscaras para entrar en contacto con las personas, disimulando así las emociones e intensiones que realmente lo animan.

Comentarios

Los problemas en la vista y el oído (muchas veces con supuraciones), así como en la piel y el sabor amargo en la boca, pueden formar parte de los desequilibrios de CHI.

La esencia es de gran utilidad para tratar el estancamiento de la Energía del Hígado, los desequilibrios del Corazón, los trastornos debidos a la Humedad: nódulos, colesterol, mucosidades (en cualquier parte del cuerpo en que se encuentren), pérdidas vaginales blancas y pegajosas. Ayuda a Crab Apple en supuraciones espesas y pegajosas en cualquier parte del cuerpo.

Agrimony puede favorecer la percepción de lo que CHI no ve de sí mismo y destierra a lo profundo del inconsciente. En situaciones de equilibrio, la Energía de la Madera fluye hacia el Fuego, donde debe completarse al máximo la acción expansiva de esta, oportunidad para permitir que el amor llegue, sin restricción, a todos los rincones. Si el estancamiento es importante, este Movimiento no se da y lo que ocurre es que aumenta el Fuego, no el del amor, sino el que quema, acelera e irrita. Cuando los líquidos no pueden fluir se espesan y acumulan. La toma de CHI, evitando el estancamiento, devuelve al agua la posibilidad de correr libremente.

VERVAIN

Órganos-Emociones-Psiquismo

EL HÍGADO

Como la Madera, el Hígado quiere extenderse en todas direcciones, sin nada que lo sujete. Si el Metal y la actividad del Pulmón no le ponen freno, se despliega indomable. Es la exageración.

Cuando el Hígado está en desequilibrio, la persona actúa sin la mediatización del pensamiento, dejándose llevar por la Energía expansiva que empuja y lo que debiera ser impulso para la acción, se convierte en una especie de vendaval. Esta impulsividad está comandada por un pensamiento rígido con Espíritu transgresor y así surgen las dificultades con el límite, *lo que se puede y lo que no.* Las pulsiones son más difíciles de controlar. Los proyectos son exagerados, la imaginación y los pensamientos no paran. El Calor aumenta, lo que incrementa la tensión y hay una tendencia a la irritabilidad, al extremismo y a la hiperactividad. Esta misma situación energética multiplica la propensión a la indignación. Hay mucha más intolerancia, la cual puede expresarse frente a aquellos que no comparten las ideas de cabecera puntualmente.

El Calor y la tensión que se producen en el Hígado pueden generar trastornos en la audición (VER no escucha, porque está predicando), otitis, cefaleas distensivas intensas; la Energía asciende y con ella la Sangre, con riesgos de accidentes cerebrovasculares. El rostro puede estar rojo, haber estreñimiento, producirse hemorragias como sangrado de la nariz, insomnio, hipertensión, etc.

Toda esta plenitud no permite utilizar la capacidad que nos da el Hígado para elaborar estrategias, con lo que la diplomacia es muy difícil de ejercer.

La flexibilidad que el Órgano nos da se convierte en rigidez, tanto física como mental.

La Sangre que atesora el Hígado no puede ser enviada a las partes del cuerpo que la requieren para ejecutar Movimientos armónicos y coordinados.

En condiciones saludables, el Hígado favorece el aprendizaje de la lección que le corresponde a VER, predisponiendole a sentirse tolerante espontáneamente.

EL CORAZÓN

La expansión de la Energía de la Madera es poderosa, el Fuego, apoyado en tanto combustible, asciende y se disemina en todas las direcciones. Llegamos al territorio del Corazón, pero es una región desvastada por el Fuego, sin vestigios de equilibrio.

En un grado moderado, el exceso se aprecia como excitabilidad, necesidad de estímulos permanentes, de emociones fuertes. Como dice Ricardo, buscan el peligro, por ejemplo, en los deportes de riesgo, necesitan cambiar de estímulo hacia uno más fuerte y excitante.

VER se ha vuelto inexorable hasta la rebeldía, quizás lo suficientemente endurecido como para volverse cruel. Decididamente maníaco.

Ricardo comenta que pueden llegar a autoinmolarse y esa sería la exageración máxima de la capacidad de soportar los extremos y la crueldad vuelta sobre sí mismo. Un modo extremo de anular el ego.

El Calor, por otra parte, estimula y acelera el habla y el ritmo del pensamiento, el ímpetu que se pone en la transmisión de las ideas. Pero disminuye la conciencia moral.

Se impone llevar la Energía hacia abajo, cosa que hace el sabor amargo que, además, quita Calor. Resulta de mucha utilidad Water Violet, apoyando la acción de VER para reducir el Calor.

Virtudes

VER se manifiesta como una exageración de la Energía de la Madera y del Fuego. Así, sus actitudes, son impuestas a los demás que se sienten violentados e invadidos cuando no directamente arrastrados, por la virulencia que VER despliega. Pero necesita contactar la Energía de los elementos señalados a través de sus Virtudes: la Benevolencia, relacionada con el Hígado, que ya comentamos al referirnos a otras esencias, para hacer lugar al otro sin anularlo, sin tomarlo como un objeto a manipular; la Propiedad, correspondiente al Corazón, para percibir lo adecuado de sus actos en el contexto social en el cual se mueve, en relación con su propio plan de vida.

Comentarios

Se dice que es importante revisar lo que uno considera sus Virtudes. En nombre de esas certezas se han cometido todo tipo de iniquidades.

CERATO

Órganos-Emociones-Psiquismo

CER se encuentra perdido. Está desligado de la parte de sí que atesora su yo esencial, el que le permite conectar (en términos de Bach) con el alma. No le queda más remedio que recurrir al afuera. Tan poco valor tiene para él lo que le llega desde su interior, que necesita de las convenciones sociales para poder construirse trabajosamente un yo artificial que, además, cambia con demasiada frecuencia.

EL RIÑÓN

Carente de la fuerza que el Riñón y su Psiquismo le pueden proporcionar, es muy voluble, incluso lo suficientemente dócil como para ser con facilidad influenciado.

Pero, al potenciarse la Energía del Riñón, el carácter indeciso y cambiante va dando lugar a la afirmación y a la propia autoridad. Ya no será tan fácil engañarlo con la autoridad externa, porque reconoce y ha entrado en contacto con la suya. La mente, mucho más centrada, favorece la consecución de las metas fijadas. Crece la determinación. Va cediendo el miedo que surge frente a la desorientación.

El Psiquismo equilibrado del Riñón confiere firmeza y punto de referencia, el cual permite comparar y decidir a partir de los propios parámetros.

LA VESÍCULA BILIAR

Nos ayuda a modular la influencia que el entorno tiene sobre nosotros, fortalece la determinación, la capacidad de elaborar juicios y, por lo tanto, la de tomar decisiones. Los servicios que le rinde a la personalidad CER una Vesícula Biliar fuerte son los siguientes: disminuir la propensión a la hipocondría y a la somatización, disminuir la influenciabilidad, mitigar la duda, actuar en consonancia con las decisiones tomadas. Algunos trastornos de esta Víscera pueden ser abordados con la esencia.

EL BAZO

Otro tema presente es la desconfianza, que en cualquiera de sus modalidades afecta el desempeño del Bazo Se alteran los procesos digestivos, pueden surgir trastornos en relación a la Sangre, falta de Energía, debilidad muscular y otros desequilibrios de esta área.

A nivel de la mente y el aprendizaje, aparecen disturbios relacionados con la memoria, la concentración, el registro y utilización de los datos, la comprensión. Aspectos de los que da cuenta el Patrón Transpersonal: Dispersión.

La ansiedad y el autocentramiento pueden engendrar Calor y Humedad. Las sustancias se acumulan, la mente se entorpece aun más.

A CER le resulta difícil elaborar, tanto a nivel digestivo como mental. Así, aprovecha mal los nutrientes y la información.

Virtudes

El punto de referencia interno, con el que CER no atina a conectar está en el Agua. Ella es la sede de la Sabiduría. La que está en lo más hondo de sí mismo, es decir, en contacto con el aspecto universal y trascendente. Fuente inagotable.

Para poder llegar hasta allí necesita la luz del Fuego, la conciencia del Corazón. Si no, no se ve ni se escucha.

El maestro de pintura Roberto Bosco cuando tenía algún alumno con las características de CER le decía: «usted está sentado arriba de un cofre lleno de monedas de oro y no atina a sacar una para comprarse un humilde sándwich», refiriéndose a alguien repleto de recursos que no sabe que los tiene y entonces no los usa.

Comentarios

CER no logra nutrirse desde su interior y tampoco puede hacerlo con lo que le llega desde afuera. Desestima sus propios manjares y se atiborra con todo lo que pide a unos y otros. Aun así, nada le alcanza.

Solo puede «llenarlo», beber y comer de su propio manantial. Como comenta Ricardo, Heather es muy apropiada. Algunos de los trastornos presentes en este tipo de personalidad evocan lo que en Medicina China llamamos Viento, cuyas características son el Movimiento y cambio constantes, lo imprevisible, la dispersión. La esencia permite abordar todo tipo de síntomas cambiantes y migratorios: las enfermedades sin localización fija, aquello que cambia con rapidez. Inquietud, tics, temblores, mareos. Incluso en resfríos, gripes y alergias, desequilibrios relacionados con la influencia del entorno, al cual son muy susceptibles las personas CER.

CENTAURY
Órganos-Emociones-Psiquismo

EL RIÑÓN

Si prestamos atención, según la signatura, al tipo de suelo en el que hunde sus raíces CEN, podremos comprender en qué ambiente se nutrió. Seco de afectividad pero apelmazado, es decir, nada de individualidad. Carencia afectiva y desarrollo del proceso de individuación pobre (lo veremos en su relación con el Agua y la Madera). Así, pasa desapercibida fusionándose con su entorno. Las raíces fuertes pueden penetrar esos suelos: de algún modo CEN trae en sí las Virtudes necesarias para lidiar con ello y aprender.

CEN necesita evitar el conflicto, la confrontación, el poner límites. ¿Cómo lo hace? Apelando a la fuerza desequilibrada del Agua: dócil, voluble, flexible para que el otro lo pueda moldear a su antojo. Presto a tomar la forma que se le indique, no tiene reparos en calzarse los vestidos de la humillación. Ese es el punto en que su intento por pasar desapercibido se trunca, llama la atención del que casualmente observa, por la magnitud del sometimiento y maleabilidad. Si utilizara esta fluidez consigo mismo, rápidamente aprendería su lección.

Las capacidades que confiere el Psiquismo del Riñón le permiten, a la persona CEN, disponer de la fuerza, la orientación y los elementos necesarios para cambiar.

La esencia fortalece al Riñón y tonificarlo por cualquier otro medio que se conozca ayudará a su acción.

Como primera cualidad, se estará en condiciones de tener una voluntad más potente, que será el motor para que se puedan manifestar los otros aspectos. Se dispondrá de un sentido de la propia autoridad mejor delineado, la posibilidad percibida internamente de afirmarse a si mismo, todo ello acompañado de un crecimiento de la determinación.

Si el Riñón se encuentra más firme, las cualidades que otorga su Psiquismo comienzan a ejercerse sin esfuerzo, se convierten en espontáneas, lo que está de acuerdo con la propuesta de Bach en cuanto a no luchar con el defecto.

Cuando la deficiencia de la Energía del agua es muy pronunciada se tiende a la autodestrucción. Antes de llegar a este estado se puede pasar por momentos Olive, Mustard, Wild Rose.

El no lograr despertar las cualidades que están en el agua, mantiene a la persona con miedo, sometida, sin poder Oponer su voluntad a la adversidad ni a otras voluntades, con ansiedad, angustia y hasta con una abulia orientada, sobre todo, a asumir de lleno la dirección de la propia vida.

Resulta curioso que sea el Riñón el Órgano que origina y nutre los huesos, los cuales dan estructura, solidez y defensa, entre otras cosas, a nuestro cuerpo.

Algunas de las dificultades que pueden presentarse en CEN son las siguientes: trastornos a nivel óseo, debilidad en la zona lumbar y en las rodillas, zumbidos en los oídos, disturbios en el desarrollo y el crecimiento (le cuesta crecer, la independencia), debilidad general (sobre todo en la deficiencia constitucional del riñón), disminución de la capacidad inmunitaria…

La esencia proporciona Energía. Favorece la acción de la Energía Defensiva que protege la superficie de nuestro cuerpo de los cambios climáticos. Permite adaptarnos y defendernos eficientemente, incluso, sostengo, de las inclemencias afectivas que nos rodean (Walnut interviene en la tarea).

Es importante como coadyuvante en todo cambio, puesto que para realizarlos se necesita una cantidad y calidad importante de Energía.

Con su forma de actuar, CEN, desgasta su fuerza vital y lo hace en pos de cualquier camino menos del suyo.

En el Riñón se atesora el combustible para llevar adelante la realización del plan de vida. Esa fuerza se libera cuando estamos siguiendo nuestra propia dirección, cuando somos, al decir de Bach, los capitanes de nuestro barco; en caso contrario no tenemos acceso a ese *quantum* energético.

EL HÍGADO

Sabemos que cuando se está utilizando la esencia, en el camino hacia las Virtudes, la Ira y la agresividad, en suma, son una estación muy frecuentada, lo que muestra que se ha llegado al territorio de la Madera, cuyo reequilibrio es indispensable. Constituye el primer Movimiento hacia la delimitación del espacio propio. En lugar de marcarlo con serena autoridad y firmeza, se necesita el descontrol de la agresividad tantas veces acallada.

Es un primer equilibrio imperfecto. Hasta ese momento la Energía equilibrada de la Madera estaba subexpresada: cosas no dichas, timidez y miedo, falta de deseos propios, de proyectos.

Cuando CEN comienza a recuperar el mando de sí, necesita aprender a organizar su vida cotidiana, a reconocer sus deseos. El enojo insufla la fuerza y el entusiasmo del que carecía, para plantarse en sus raíces y decir aquí estoy yo, para pasar de esta línea más le vale que me pida permiso.

Claro, resulta un tanto chocante ver a esa persona, que hasta hace unos días era dócil, benevolente, tan empática que desaparecía en la fusión, que hablaba con un volumen más bien bajo, sujeto fácil de las trampas a tal punto que parecía tonto, ciego; y de repente se vuelve contundente, impulsivo y hasta se indigna frente a los intentos de dirigirlo de los demás. La autoridad y la determinación ganada con la fortaleza del Riñón son utilizadas, en un inicio, de forma iracunda y reivindicativa.

Es interesante tomar en cuenta el estado de la Vesícula Biliar que, como comentamos en Cerato, proporciona el coraje para actuar, a pesar de la presión psicológica y el miedo, para realizar cambios.

La debilidad de esta Víscera vuelve a la persona tímida, miedosa y fácil de desanimar.

Virtudes

Se trata de encontrarse en posesión de una benevolencia más sabia e inteligente. Las Virtudes del Agua y de la Madera puestas equilibradamente al servicio de su misión y de los demás.

El Riñón aporta desde su Psiquismo la cualidad de la voluntad de vivir en relación con un propósito de vida, junto con la fortaleza y Energía necesarias para llevarlo adelante.

SCLERANTHUS

SCL, (junto con Cerato y Cherry Plum) tratan aspectos que entran dentro de lo que se denomina Viento, el que genera un alto componente de descontrol.

Algunas características que posee el Viento:
- Es de aparición veloz.
- Es imprevisible.
- Genera incoordinación.
- Altera la capacidad de Movimiento, que puede ser descontrolado o terminar en parálisis.
- Altera la dirección y situación de las cosas.
- Genera inestabilidad, desequilibrio y temor.

El Viento se puede ver en SCL en lo caótico, acelerado y errático del pensamiento que se desplaza entre las distintas posibilidades. También en la inestabilidad emocional con sus altibajos.

Algunos de los trastornos del Viento sobre los que actúa la esencia guardan relación con la inestabilidad, el descontrol y la incoordinación:
- Vértigos, vahídos, espasmos, temblores, tics, convulsiones, Movimientos incoordinados, rigidez, parálisis.
- Estremecimientos o agitación de manos, pies y cabeza, temblores o espasmos en la lengua.
- Dolores migratorios que aparecen y desaparecen.
- Picazón, ardor, contracción, sensaciones desagradables en piel y músculos.

- Calambres o contracturas en: piel, nervios, vasos sanguíneos, músculos y Vísceras.
- Accidentes cerebro vasculares.
- Hemiplejías, parálisis facial.
- Trastornos de la piel que aparecen y desaparecen.
- Tortícolis.
- Hipertensión.

Es evidente que se necesita un ancla y punto de referencia para no terminar arrastrado por el Viento en múltiples direcciones. Esto se puede encontrar en el funcionamiento equilibrado de distintos Órganos.

Órganos-Emociones-Psiquismo

EL HÍGADO

Es el Órgano que cuando está en armonía evita los excesos, por eso es importante regular las emociones relacionadas con él cuando se están tratando problemas SCL. La alternancia en los estados de ánimo es la evidencia de la falla de una de las funciones importantes del Hígado.

Es un Órgano muy relacionado con el Viento, sus disfunciones lo generan sin esfuerzo y es afectado fácilmente por él.

Cuando el hígado está funcionando bien confiere capacidad de resolución, de decisión. Permite dar organización y un sentido claro a la vida (el Viento es la desorganización). La dificultad en ejercicio de la asertividad y capacidad de decisión, genera frustración, desorientación y temor, que puede derivar también hacia la Ira.

En cuanto a la organización de la vida, SCL es de gran ayuda, puesto que organiza ritmos, equilibra, proporciona coordinación y una mente más despejada. Aporta estabilidad, firmeza, constancia, concentración. Actúa, entonces, favoreciendo el equilibrio del Hígado, que pone en juego la inteligencia instintiva.

VESÍCULA BILIAR

Aporta su Energía, dándonos capacidad para tomar decisiones, sin que nos perturbe ningún tipo de presión psicológica, y facilitando la posibilidad de elaborar juicios. Funcionando en armonía, incrementa la determinación.

EL CORAZÓN

El Corazón controla el equilibrio de todas las funciones, incluidas las psíquicas: de él depende el funcionamiento armónico y coordinado de la totalidad de la persona.

En los estados SCL podemos prestar atención a las emociones relacionadas con los Órganos implicados y regulándolas ayudamos a la acción de la esencia.

Virtudes

El Riñón aporta la raíz firme que evita que el Viento se lleve volando a la persona SCL. La mente puede centrarse, sin dejarse desviar, y el carácter deja de ser indeciso y vacilante.

Comentarios

El estar aquilatando permanentemente distintas opciones, genera un desgaste mental importante, una utilización del Fuego, que drena una gran cantidad de Energía y esencia.

El cerebro, hiperactivo, se lleva una parte importante de la Energía, en desmedro de los procesos de reparación del cuerpo. La salud se reciente.

El Bazo también sufre las consecuencias del exceso de elucubración mental, alterándose su capacidad de aportar nutrientes, Sangre y Energía. Tiene que disponer de su Energía para desarrollar la concentración.

WATER VIOLET

Órganos-Emociones-Psiquismo

EL PULMÓN

El Pulmón, a través de su Psiquismo, despliega el velo que nos hace sentir seres individuales. Es la fuerza que impulsa el deseo de vivir para uno mismo, separado de los otros. Necesitamos esa ilusión para poder experimentar la vida como humanos.

En las personas WVI se presenta la paradoja de que esa fuerza parece tan poderosa que, finalmente, la sensación de separación es tal, que se convierte en autosuficiencia y termina invalidando la posibilidad de vivir una amplia gama de la experiencia humana.

Pareciera que se toma demasiado en serio su rol de «ser individual» y entra de lleno en el aislamiento al que hace referencia el Patrón Transpersonal.

Necesita, entonces, vivir en un entorno tan bien delimitado como su individualidad. Y es así, como se encuentra con diversos obstáculos.

Se aisla, desarrolla un equilibrio, una armonía y paz internas con las cuales se siente muy bien; se instala de pleno en la soledad. Cualquier persona, situación o emoción que traspase ese feudo le molesta e incomoda. Pero...

La armonía vivida en el asilamiento es una mitad de armonía. Falta la otra, la más complicada, la que se puede vivir en el mundo, con distintos tipos de personas. Estoy tentado de decir que el equilibrio que necesita la defensa de la soledad y el aislamiento, para ser tal, es un equilibrio de utilería.

Lo vemos en la signatura: si la planta sale de su entorno, conocido y ascéptico, salta a la vista su gran fragilidad.

Aunque las personas WVI puedan llevar una vida en perfecta soledad, disfrutando de los dones que han recibido, nos queda un problema difícil de resolver: venimos a este mundo a realizar determinadas potencialidades y el desarrollo de las mismas necesita del contacto con los semejantes. Se puede ser la persona más capaz y autosuficiente del mundo, pero es en la comunidad y la interrelación con los otros que esas capacidades toman sentido.

Las cosas no dependen tanto de él como cree. Llegó a un lugar donde ya todo estaba hecho. ¿Y la comida que come? ¿La vestimenta que usa? ¿Los maestros que le enseñaron? ¿Los libros que leyó? ¿La larga cadena de seres humanos que dejaron sus huesos experimentando formas de vivir en la tierra? Todo esto y más, llega a él sin que haya tenido que soltar siquiera el más mínimo suspiro.

En el ámbito del Pulmón, en el del Metal (elemento al cual pertenece) está en juego el tema de lo puro. Tanto este Órgano como el Intestino Grueso cumplen funciones de purificación del organismo. Recordemos la necesidad de la planta de mantener un espacio limpio, libre de contaminación. Como apunta Jordi Cañellas en la signatura, WVI necesita un hábitat de aguas tranquilas y extremadamente limpias. La familia botánica a la que pertenece es rica en saponinas, sustancia que tiene poder antiséptico y antibiótico.

El terreno del Metal es el hábitat de la pureza, de lo que puede moldearse y endurecerse manteniendo su forma, del rigor y la dureza.

Las personas que como WVI tienen una presencia importante de la Energía de este elemento (tal como nos lo dice Ricardo) suelen tener trastornos marcadamente notorios en la columna cervical, que pueden extenderse hacia la zona dorsal, área en la cual se encuentran los pulmones.

En general, tenemos presente el aspecto de rechazo que hay en WVI, pero, prestando atención a la signatura, ¿no tendríamos que hablar también de Crab Apple? Quizás esta esencia les permitiría a las personas con esta tipología aproximarse un poco más a sus devaluados hermanos.

La tristeza y el pesar son emociones que impactan en el Pulmón, también, al constreñir el pecho, influyen sobre el Corazón, que resulta alcanzado asimismo por la falta de Alegría. Podrían notarse síntomas como: respiración corta, opresión en el pecho, voz apagada, tos, debilitamiento general. Ahogos, pereza, falta de apetito, palpitaciones.

EL RIÑÓN

Es posible pensar que en WVI están sobredimensionadas cualidades del Agua, como la autoridad, la autoafirmación, la determinación, la capacidad de mantenerse firme en su camino a pesar de los obstáculos, y la voluntad. Todos ellos aspectos que posibilitan la vida en soledad, pero que con un poco de desequilibrio fácilmente se convierten en rigidez, obstinación y orgullo.

Un mundo a medida

WVI pretende un mundo a medida, con ínfimas posibilidades de ser visitado. Se nota por el medio en el cual se desarrolla la planta, por ser (como hace hincapié Jordi) la única acuática del sistema. Pero el agua tiene otras cualidades que bien le haría cultivar a esta tipología.

Cuando la flor sale, nos refiere la signatura, la planta se suelta del suelo y se deja flotar llevada por la corriente, aspecto más afín a la imagen taoísta del agua, que fluye flexiblemente, libre, sin miedos, con una gran adaptabilidad, encontrándose con lo que el devenir le depare. El timón es el que la propia corriente elige para cada instante (llevar el timón de la propia vida parece ser la combinación entre dejarse llevar, dejarse guiar y a la vez mantener un rumbo y una intención).

El agua no hace diferencias, todo lo abraza y fluye siempre a ponerse debajo, pero su poder es imposible de frenar. La antítesis del orgullo y la rigidez.

Virtudes

Es evidente, como expresa Ricardo, que WVI necesita cultivar varias Virtudes.

La Benevolencia, en relación con el Hïgado (ya desarrollada en otras flores); la Integridad y la Reciprocidad, con relación a la circulación e intercambio de Energía entre sí mismo y el otro, garantizando la integridad de ambos; y la Sabiduría.

Comentarios

Hace bastante tiempo que venimos utilizando la esencia para aportar Yin, colaborando a modular los estados de Calor en los cuales hay deficiencia de este aspecto, junto con flores que actúan a nivel del Calor como Vervain, Impatiens, Agrimony, Holly. También cuando encontramos sequedad. Yin en este caso significa líquidos y flexibilidad. Observamos que los líquidos tienen un papel importante con respecto a la rigidez y la flexibilidad.

GENTIAN

Órganos-Emociones-Psiquismo

Gran parte de los desequilibrios presentes en esta forma de estar en el mundo, tienen relación con distintos aspecto de la actividad del Bazo y el Pulmón. Veremos algunos de los más importantes.

EL BAZO

Parte de las funciones intelectuales dependen del Bazo, sobre todo aquello que llamamos pensamiento lógico: las capacidades de pensar, memorizar, organizar y comprender la información. Constituyen cualidades de las que podemos disponer cuando existe Energía y equilibrio en este Órgano.

Estas funciones toman un giro, en GEN, que las convierte en defectos, en obstáculos para el aprendizaje y desarrollo.

Se transforman en lo que Ricardo apunta: «análisis crítico, negativo y casi siempre distorsionado de la realidad».

Es decir, que un instrumento que permite evaluar, clasificar, comprender para luego poder utilizar los conocimientos en la vida cotidiana, particularizados desde el ángulo de la propia experiencia vital, pierde su flexibilidad, tendiendo a anular la integración con otras vías de conocimiento como es la intuitiva.

A la percepción directa, menos opacada por el andamiaje lógico intelectual y, luego, integrada por medio de la comprensión y clasificada por el análisis, se le opone una estructura previa de percepción. Allí radica la rigidez: esa estructura previa es la visión del mundo que tiene GEN, pesimista y negativa. No importa lo que esté ocurriendo, tiende a superponer siempre esta matriz, haciendo encajar el mundo en él.

En parte, esto sucede, porque le falta desarrollar las Virtudes correspondientes al Bazo: la Confianza y la Fe, lo que posibilitaría un cambio en la visión que a priori tiene del mundo, permitiéndole construir una nueva matriz más apropiada y menos parcial. Una visión más integrada y totalizadora. Es evidente que la comprensión de la oposición, alternancia y permanente cambio del Yin y el Yang, no aparece entre sus prioridades. Frente a esta falta de confianza y fe se hipertrofia el aspecto analítico, crítico y surge la preocupación que drena más la Energía del Bazo.

EL PULMÓN

Con respecto al Pulmón, tomemos las emociones que pueden afectarlo y que son frecuentes en GEN: el pesimismo, el desánimo, el desaliento (recordemos que pueden tanto afectar al pulmón como ser consecuencia de desequilibrios de la función de este Órgano), emociones que pueden llevar a la depresión. Encontramos también, cuando se verifican trastornos a nivel del pulmón, una importante vulnerabilidad, lo que está en consonancia con el PT Fragilidad, y una dificultad marcada para adaptarse a los cambios, sobre todo aquellos que imponen las dificultades.

Como la actividad del pulmón permite, como se dice en Medicina China, incorporar lo nuevo y desechar lo viejo, puede verse alterado su equilibrio, puesto que GEN no da mucho lugar a lo nuevo, lo que es otra faceta de su dificultad con el cambio. Un mal funcionamiento del pulmón no favorece la incorporación de recursos creativos para sustentar el cambio ni para sentirse motivado, «alentado».

Podríamos observar en personas GEN una propensión a los celos, ganas de abandonar todo e irse y, desinterés cuando el Psiquismo del Pulmón está en desequilibrio.

Un indicador de que una persona tenga componentes importantes de GEN puede venir dado por la respiración. La inhalación puede ser corta y/o rápida, superficial, poco profunda, entre otros desarreglos respiratorios.

El Pulmón y el Bazo tienen una importancia vital (una vez que hemos nacido y estamos en este mundo) en la nutrición y también en el aprendizaje. La posibilidad de obtener los recursos que nos sustentan y nos permiten sentirnos preparados para enfrentar la vida viene determinada en parte, por estos Órganos. También la capacidad de elaborar las experiencias y asimilarlas. Asimismo, de su buen funcionamiento depende el aporte adecuado de Sangre y Energía, que cuando merma determina debilidad, y disminución de las defensas: es decir, mayor vulnerabilidad en todo sentido, menos Energía disponible para los procesos de aprendizaje y cambio, menos circulación de los nutrientes y de la información.

Pueden presentarse trastornos en dos grandes áreas: la digestiva y la respiratoria, resultando de ello enfermedades que pueden ser la consecuencia de los desequilibrios en esas funciones.

EL RIÑÓN

Para GEN, la voluntad no es una de sus Virtudes destacadas. Toda posibilidad de incrementarla le será beneficiosa. Del mismo modo ocurre con la tenacidad y la fuerza para mantenerse fiel a sus objetivos, sin abandonarlos cuando surgen los primeros obstáculos.

VESÍCULA BILIAR

Asiste al Riñón, propiciando resistencia frente a la presión psicológica. Ayuda a no desanimarse fácilmente, a tener más determinación y asertividad.

Virtudes

La Confianza y la Fe, ya mencionadas, en relación con el Bazo. La Rectitud cuyo cultivo favorece al Pulmón y que se refiere a la actitud frente a las pérdidas y las ganancias, al equilibrio entre soltar y acumular.

COMENTARIOS

Observando la signatura y prestando atención al ítem que desarrolla Jordi acerca de la Ecología de la Especie, vemos que «crece en prados secos, en suelos a veces muy pobres» es decir, que su entorno preexistente no es muy «nutritivo». Teniendo en cuenta que, al hablar del Bazo y el Pulmón mencionamos que también podía fallar la nutrición, podemos pensar que en GEN hay carencias en el terreno afectivo desde un principio; una desnutrición de sustancia y emociones que bien lo podría llevar a su visión pesimista y negativa de la vida, a esperar menos y no más, donde la Confianza, Fe y esperanza no tienen mucho lugar y solo queda seguir experimentando lo peor. Probablemente pueda, en parte, explicarse así su lentitud en el cambio y aprendizaje.

ROCK ROSE

Órganos-Emociones-Psiquismo

En la descripción que se hace de este tipo de personalidad se habla de alguien sensible, lábil, delicado, muy asustadizo. En suma, alguien vulnerable que daría la sensación de estar percibiendo más cosas que la simple caída de un cubierto, el llamado de alguien a quien no le estaba prestando atención. Todo esto lo sobresalta de forma superlativa. Como si estos eventos pudieran penetrar bruscamente, sin ninguna resistencia, en su campo perceptual y le llegaran directamente al Corazón. Como si no tuviera tiempo ni instrumentos para decantar el estímulo hasta convertirlo en algo cotidiano. Algo así como si su sistema nervioso estuviese en carne viva, privado de todo tamiz y defensa.

Desde el punto de vista de la Medicina China, encontramos situaciones en las que es posible que las personas denoten aspectos de este tipo floral.

LA VESÍCULA BILIAR

Esta Víscera, además de cumplir funciones con respecto a la digestión, tiene ciertas particularidades que la hacen una Víscera especial. Una de ellas es que de su equilibrio depende la valentía, el coraje de que dispongamos. Nos proporciona fortaleza para afrontar las presiones emocionales que ejerce el entorno, formando, en cierto sentido, parte de nuestra capacidad de defensa.

Cuando la Vesícula Biliar está débil, ya sea por constitución o por algún trastorno, la persona se vuelve muy vulnerable, se sobresalta con mucha facilidad y hasta su sueño puede ser frágil, despertándose sobresaltada. Existe timidez y una gran falta de coraje. Le cuesta plantarse y marcar su territorio, pudiendo surgir dificultades en la toma de decisiones.

EL CORAZÓN

La deficiencia en el Corazón, especialmente de Sangre, también deja a la persona un tanto inerme: se asusta y sobresalta. La mente no puede asentarse bien y sobrevienen los trastornos mencionados. En ocasiones, tanto la deficiencia de la Vesícula Biliar como la del Corazón se presentan juntas. Puede tratarse también de una debilidad constitucional de ambos Órganos.

El miedo súbito, potente, paralizante, afecta al Corazón generando síntomas como palpitaciones, insomnio, sensación de desvanecimiento, de inestabilidad, pérdida de la claridad mental y otros.

La desorganización que genera el pánico en parte se debe a que el Corazón es el responsable de la coherencia funcional de todo el organismo, el *Emperador*.

EL PULMÓN

El Pulmón también tiene algo de participación en este proceso, puesto que su debilidad puede generar vulnerabilidad y escasa capacidad de adaptación a los cambios. Además, nos defiende de lo que proviene del entorno.

EL RIÑÓN

El Riñón se afecta prácticamente en todo tipo de miedo. Su Psiquismo sostiene a la mente de tal manera que le permite mantenerse serena frente a las situaciones de pánico.

La emoción súbita drena y desorganiza la Energía, el Riñón será el que afronte la situación aportando Esencia.

Virtudes

Cada uno de los Órganos mencionados favorece la capacidad de ser valiente, de tener coraje. El coraje indispensable que se necesita para estar en el mundo.

Comentarios

La deficiencia de la Sangre del Hígado, puede llevar a estados importantes de miedo.

Los dolores, por estancamiento de Sangre, que se perciben como pinchantes y los producidos por el frío (son de alta intensidad) se pueden abordar con la Esencia.

La esencia puede utilizarse para aliviar la hipersensibilidad en términos generales, ayudando a flores como Chicory, Beech y Holly entre otras.

LOS SIETE AYUDANTES

GORSE

La deficiencia de Sangre y Energía así como de la fuerza vital espiritual puede producir estados Gorse. Pero ocurre también que, cuando se instala la desesperanza, la claudicación y la resignación, propios de la actitud que trata la esencia, se van deteriorando los sistemas de producción de Sangre y Energía, situación que ancla y fortalece los síntomas.

Adaptarse a los cambios. La fuerza disolvente del Psiquismo del Pulmón

EL PULMÓN

Varias de las emociones y estados mentales que aquejan a las personas en situaciones Gorse desequilibran las funciones de este Órgano. El pesimismo y su proyección al futuro, que se percibe como negativo, genera disturbios en la capacidad que el Pulmón tiene para producir y comandar la Energía. La actitud pesimista puede ir acompañada de miedo al futuro, lo cual es un desequilibrio del Psiquismo del Órgano, agregando matices emocionales al estado Gorse.

La capacidad de adaptarse a los cambios, evidentemente tiene límites y estos se presentan de formas muy variadas en las personas, de acuerdo con factores tales como la fortaleza de que dispongan para tolerar la frustración, entre otros.

El Psiquismo del Pulmón nos proporciona la solvencia necesaria para adaptarnos a los cambios, pero cuando esta facultad se ve sobrepasada, surge la negatividad, el deseo de irse y abandonar todo, la mente y el corazón se van poblando de oscuridad. La necesidad de claudicar se hace imperiosa.

Se han activado las fuerzas destructivas del Psiquismo del Pulmón, que tienden a la disolución. Estas impulsan a la separatividad, a quedar recluido dentro de los estrechos márgenes de si mismo. Favorecen la cristalización y el retorno del aspecto material del ser, a la tierra. Tiran de la persona hacia la muerte. El claudicar y quedar a un costado del fluir de los acontecimientos es una forma de morir. También deja a quien padece ese estado desgajado de su destino.

Según la profundidad y lo masivo del estado Gorse el impulso hacia la muerte puede abarcar desde una simple etapa de desesperanza y retiro del escenario, como para restañar las heridas, hasta el abandono efectivo de la vida.

La fuerza del Psiquismo del Corazón es la que puede equilibrar el impulso disolvente del Psiquismo del Pulmón. Como veremos más adelante el Psiquismo del Riñón suma su apoyo a los esfuerzos del Corazón. Si aparecen datos de deterioro en el territorio de influencia de este último Órgano, es posible que sea más difícil el tratamiento.

El Pulmón también participa en un aspecto de la inmunidad (la Energía defensiva) que nos protege y a la vez nos permite adaptarnos al medio externo. En Gorse la inmunidad pierde sustento puesto que no solo consiste en combatir, sino en adaptarse y armonizar, lograr convivir e intercambiar con el entorno.

La claudicación de la capacidad de adaptarse conlleva rigidez. Es en ese sentido que puede ser de mucho provecho apoyar la acción de Gorse con Star of Bethlehem, esencia que favorecerá la flexibilidad, la reconexión de los circuitos energéticos y el tratamiento de los aspectos traumáticos subyacentes. Seguramente a nadie escapa, a esta altura del partido, que Walnut es otra esencia que puede auxiliar a Gorse en su cometido, influyendo en la sensación de condena a la que lleva saberse poseedor de un trastorno de los catalogados como hereditario, tal como lo comenta Ricardo. También favoreciendo el ser capaz de fluir con los cambios.

EL RIÑÓN

La toma de la esencia parece alejar a los demonios destructivos del Psiquismo del Pulmón, pero hay otro terreno en el cual puede desplegarse el drama Gorse y es el del Riñón.

Las personas con una constitución débil en este terreno ven mermada su capacidad de lucha y persistencia, su fortaleza física, su inmunidad. Son más vulnerables a los embates de la adversidad. La voluntad de vivir se debilita. Evidentemente, esta situación puede ser la raíz de varios estados florales como Mimulus, Larch, Centaury, por mencionar algunos. En Olive retomaremos este punto de vista.

Como comentamos en otras flores, las enfermedades crónicas exigen a la Energía del Riñón un alto tributo, y es así como el estado Gorse surge, se profundiza o se sostiene retroalimentándose. Cuando la Energía de este Órgano se encuentra en marcada deficiencia se puede entrar en estados Gorse profundos y si la deficiencia no es tan pronunciada, se dan las condiciones para que se esté predispuesto a vivenciar intensidades variables de Gorse.

El Riñón tiene una participación directa en lo que respecta a la resistencia a la enfermedad, por lo tanto, cuando está afectado, la inmunidad disminuye de forma notable.

La fuerza del Psiquismo del Riñón, manifestada como la voluntad de vivir, se opone a las fuerzas destructivas que operan,cuando el Psiquismo del Pulmón se encuentra desequilibrado.

Algunos síntomas y signos que orientan hacia los trastornos de Riñón:

Debilidad en la zona lumbar y las rodillas, olvidos, envejecimiento precoz, trastornos en la audición, en los dientes, acumulación de líquidos, problemas con la capacidad reproductiva, entre otros.

EL BAZO

La falta de Fe, de Confianza, en ocasiones inconsciente, puede minar la capacidad del Bazo de metabolizar los alimentos y extraer de ellos los aspectos más sutiles. En un primer momento, esto puede manifestarse como una ligera incomodidad abdominal, sobre todo después de las comidas, y poco a poco ir aumentando hasta que el abdomen se hincha al finalizar de comer. Puede sentirse algo de cansancio y aparecer síntomas como sensación de brazos y piernas más débiles que lo habitual, pocas ganas de comer.

Continuando por ese camino es posible notar que las heces son blandas, que va apareciendo el color pálido amarillento en el rostro que se describe para este estado, mucosidades y acumulaciones de líquidos. En ocasiones, también hay insomnio, palpitaciones, podría surgir algo de ansiedad.

La disminución en el caudal de Fe personal no es lo único que puede generar éstos síntomas, pero cuando están, y más si son crónicos, hay que tener en cuenta esta posibilidad, y pasar de los síntomas materiales a deducir qué Virtudes pueden estar en cuestión.

Otra vía que pueden tomar los trastornos es la de la alteración de las capacidades intelectuales. Entonces disminuye la concentración y atención, se tiene menos memoria, el pensamiento no es tan claro, es más difícil estudiar y las ideas no abundan.

La Sangre y la Energía le dan base a la mente para que pueda desenvolverse adecuadamente. El Bazo es un Órgano de extrema importancia tanto en la producción de Sangre y Energía como en su distribución a todo el cuerpo.

Impulso y capacidad de lucha

Si se perjudican el Bazo y el Pulmón, la posibilidad de generar Sangre y Energía se encuentra afectada, dando como consecuencia una tendencia a la falta de impulso, de fuerza, de capacidad de lucha, que se profundizará si, además, el Riñón se encuentra débil.

Sin embargo la signatura nos indica que la planta tiene una capacidad de regeneración y rebrote nada desdeñables. Sus raíces son profundas. Es así que la toma de la esencia puede ayudar a fortalecer la Energía del Riñón,tanto para que este se dedique a regenerar los sustratos y tejidos del cuerpo, como a renovar y darle sostén a la vida.

Una vez que se ha recuperado la posibilidad de adaptarse a los cambios, sobreponiéndose a las tendencias destructivas del Psiquismo del Pulmón, y que se ha recobrado fortaleza en el Riñón, las condiciones están dadas para relanzar un ciclo vivificante. Se han establecido las bases para que la fuerza explosiva del Hígado impulse el rebrote de lo que se creía muerto.

La esencia estimula todo el ciclo vital.

Comentarios

Cabe preguntarse en qué situación se encuentran las personas Gorse con respecto a la realización de su propósito de vida. Podría ocurrir que las dificultades para cumplirlo llevaran al estado de desesperanza y claudicación o, por el contrario, que el no haber podido tomar contacto con el propio camino despoje de sentido a la vida, a lo que se hace, y sobrevengan las situaciones Gorse. Surge así la importancia de tomar en cuenta que puede ser necesario tratar también esa cuestión existencial ayudándonos con Wild Oat, entre otras esencias.

Tomando en cuenta lo dicho por Jordi desde la signatura, es posible que una forma de favorecer la acción de la flor sea alentar a la persona a que realice junto con otros, alguna tarea que le interese y que más que proporcionarle beneficios a él mismo, prepare el «terreno» para que se desarrollen los demás.

El impasse o el abandono que implica el estado Gorse a la consecución del propio camino, podría ser subsanado recordando que el cumplimiento del destino es con otros y a partir de realizaciones que implican generar algo que es favorable a los demás.

El Patrón Transpersonal y la experiencia de uso de la esencia, en este sentido, nos indican su utilidad en los casos de deficiencia de los Órganos. El vacío de Sangre y/o Energía al que puede llegar un Órgano por exceso de trabajo (Oak) lo puede llevar a un estado de claudicación (Gorse) que además haga necesaria la toma de Olive. Es conveniente mantener la toma de Oak, puesto que otros Órganos pueden verse más exigidos (Elm) por estar cargando en parte con lo que no puede realizar el Órgano en deficiencia.

OAK

La forma de vida actual, en lo que se conoce como sociedad moderna, es una gran facilitadora de estados Oak. La propuesta es trabajar infinidad de horas, con muy pocos períodos de descanso, momentos insuficientes e inadecuados para las comidas y en ocasiones con pocas horas de sueño. Algunas personas llegan a estados Olive por ejemplo, y otras, más resistentes, sostienen estados Oak. A su vez, el modo de organización social contemporáneo es un buen refugio para personalidades con esta tipología.

Es importante tener en cuenta que, aun en las situaciones en que OAK se presenta como rasgo de personalidad, pueden existir áreas en las que la persona se manifiesta con mucha menos tensión y más libertad. Esto refuerza la visión dinámica de las flores que propone Ricardo, permitiendo matices que favorezcan la evaluación de la intensidad y profundidad del desequilibrio Oak en cada persona.

Sangre, Energía y Estructura

El estilo de vida Oak es, lisa y llanamente, un factor generador de patología. Agota la Sangre, la Energía y distintos tejidos y zonas del cuerpo, según el tipo de sobreesfuerzo que realice la persona.

Comentaremos, de forma general, como pueden ir gestándose las disfunciones que este estado desencadena.

Si el desgaste al que se somete es predominantemente físico, tendrá consecuencias en la Energía de los distintos Órganos, que se irá agotando paulatinamente. Los resultados serán cansancio físico y mental, debilidad y/o cansancio en los miembros y, con el correr del tiempo aparecerán disfunciones en aquellos Órganos con menor potencia constitucional.

En la parte del cuerpo que más se utiliza en el trabajo físico, puede producirse un estancamiento de Energía con dolores distensivos. Cada actividad tiene su zona de impacto, tradicionalmente se dice que permanecer mucho de pie afecta a los huesos, el caminar demasiado influye en los tendones.

Los músculos son la reserva de Energía de los Órganos internos, al fatigarlos en exceso y repetidamente, se termina por agotar a éstos Órganos, y las consecuencias son más severas.

El excesivo trabajo mental puede traer aparejado trastornos del sueño, digestivos, mala memoria, palpitaciones, vértigos, distintos tipos de hemorragias, trastornos menstruales, astenia.

Al realizar actividad intelectual se pasa mucho tiempo sentado con lo cual se perjudican los músculos, y se utiliza demasiado la vista, lo que desgasta la Sangre y afecta a la mente.

Hay casos en que la sobrecarga es tanto en lo físico como en lo mental. Pero lo que complica las cosas es que las personas en estado Oak no perciben ninguna de estas señales o no les prestan atención, subordinando todo al cumplimento de sus responsabilidades.

Incluso cualquiera de los trastornos mencionados puede tardar en aparecer debido a la gran fortaleza que tiene Oak; así es como la resistencia física y mental se convierte en un punto débil. Al no tener síntomas, o no registrarlos, la actividad y la actitud continúan en el tiempo.

Los efectos a largo plazo

Llega un momento en que el aprovisionamiento diario de Energía a través de los alimentos, los líquidos y la Energía del aire no llega a cubrir las necesidades del día a día tan eternamente intenso. De nuevo, quien pagará los platos rotos, cuando la Energía elaborada por el **Bazo** (alimentos y líquidos) y el **Pulmón** (Energía del aire) ya no sea suficiente, será la Energía atesorada en el **Riñón**. Cuando ésta comience a mermar, el cansancio será mucho más profundo. No alcanzará con dormir bien, alimentarse de forma equilibrada y nutritiva, pasar regularmente tiempo al aire libre. Reponerse llevará períodos largos de tiempo.

Es entonces cuando pueden surgir los múltiples trastornos que se fueron labrando durante años de rigor físico, mental y emocional. Enfermedades severas, crisis hipertensivas, trastornos cardíacos, anergias importantes, patologías que no le permitan continuar con el desgaste.

Estos Órganos pueden verse afectados además por otras particularidades del estado Oak.

EL PULMÓN

Está relacionado con la capacidad de sentir con el cuerpo físico, de percibir tanto las sensaciones de Movimiento y ubicación en el espacio como las internas provenientes de los músculos, las Vísceras, los huesos, las articulaciones. Todo este cúmulo de sensaciones e información es acallado persistentemente en los estados Oak, cuando la información que hacen llegar es interpretada como debilidad y cansancio. Son más fervorosamente reprimidas las que anotician sensaciones que indicarían que es necesario parar. Se dejan en sordina, puesto que de sentirlas e interpretarlas, no habría más remedio que tomar debida cuenta de los dolores, la fatiga, la tensión, las contracturas y un nutrido etc.

La posibilidad de experimentar placer resulta, en parte, de las capacidades que mencionamos más arriba.

No percibir las sensaciones que se gestan en el cuerpo, y aplazar el placer sobredimensionando el deber son características que pueden favorecer los trastornos de este Órgano y de sus áreas de influencia.

EL RIÑÓN

La fuerza de voluntad, la tenacidad, la fortaleza física, el persistir en la consecución de las metas, son todas Virtudes asociadas al Riñón, que es uno de los Órganos clave en el estado Oak. La puesta en práctica de modo exagerado e inflexible convierte a estas Virtudes en defectos. Los estados crónicos terminan perjudicando a este Órgano.

La Energía sexual se encuentra estrechamente relacionada con el Riñón y es la que nos permite sentir placer en el sentido amplio del término. El desgaste continuado de la Energía del Órgano disminuye sensiblemente la capacidad de sentir placer y escamotea parte de la Energía de que se dispone para realizar el propio destino.

Oak no puede dejar de obedecer a los mandatos que recibió e hizo propios, desgastando, en esa tarea, la fuerza y la Energía que le fueron conferidas para realizar su mandato celeste.

La voluntad de vivir en función de un propósito de vida y de un camino propio suele quedar de lado, habilitando un área de afección muy sensible con respecto al Riñón.

EL BAZO

En las situaciones Oak el Bazo suele estar sometido a considerable presión. Como ya mencionamos, se ve impelido a generar Sangre y Energía a un ritmo nada aconsejable. Sumemos a lo anterior la preocupación crónica presente en Oak, que impacta, debilitando más a este importante Órgano.

La incorporación de las experiencias de vida a la personalidad, es decir un costado esencial del aprendizaje es uno de los legados del Psiquismo del Bazo. La persona en estado Oak no parece dedicarle mucha atención a esta posibilidad. Más bien se ocupa en remarcar profundamente el surco ya trajinado.

Los trastornos en los músculos, y en tejidos profundos de vital importancia, como los huesos y las médulas (ósea, vertebral y cerebro), son áreas a tener en cuenta en los consultantes que presentan estados Oak perdurables en el tiempo.

Otra forma de desnutrición

Oak se somete a una desnutrición importante, que habitualmente no es observada como tal. No se nutre de afectos, ese es un mundo de difícil manejo para él. No se enriquece con la música, el teatro, el cine, etc. El arte no es vivido como una posibilidad de nutrir el alma y ensanchar el mundo, sino como una actividad totalmente superflua y carente de interés. La mirada de Oak es lineal, no tiene mucho ejercicio de la visión periférica.

Algunos comentarios

Tal como comenta Ricardo, en el OAK se genera una tensión que le resulta difícil expresar. Esta situación auspicia el estancamiento de la Energía del Hígado, la cual puede generar más rabia y ansiedad, sosteniendo así un círculo que meterá una presión muy complicada de gestionar si no se encuentran salidas expresivas.

Tomar la esencia permite evitar el drenaje de la Energía ancestral atesorada en el Riñón y reestablecer el aprovisionamiento de Energía. Es un buen camino para recuperar sensibilidad física, emocional y psíquica sin perder por ello fuerza, tenacidad y resistencia. Un camino interesante para que la Sabiduría (Virtud del Riñón) le permita a la persona en estado Oak desarrollar su nobleza, valentía y esperanza frente a la vida y sus obstáculos, con más estrategia y sensibilidad, inspirando a quienes lo rodean.

La esencia favorece, además, la prevención de los trastornos en los Órganos mencionados y en sus áreas de influencia. También (siguiendo el Patrón Transpersonal) es de ayuda para el o los Órganos que se encuentren realizando un trabajo excesivo como consecuencia de que otros Órganos no estén realizando adecuadamente su función.

HEATHER

En verdad, Heather tiene una gran capacidad de concentración; todo lo lleva a su gran embudo, todo va a parar a ese punto fijo que es su necesidad desaforada de afecto; aunque sea vehiculizada por la compañía retenida a punta de pistola.

Esta preocupación por sí mismo, el observarse en cada pequeño detalle proviene de necesidades emocionales, pero el acto mismo de estar tan atento a sí, es un esfuerzo mental. Es el enfoque, la concentración, que de no ser exagerados y repetitivos, serían una Virtud.

Pero así estancan. La Energía sigue a la mente; cuando ésta queda fijada en un aspecto, la Energía se estanca al igual que los líquidos.

Entonces podemos comprender cómo comienzan a formarse y a acumularse mucosidades, flemas. Cómo la pegajosidad, la pesadez que Heather ejerce hacia fuera, tiene su correlato en el cuerpo.

El estancamiento que se produce por la insistencia en enfocar la mente y la intención en la propia persona y sus producciones, entorpece la función del Hígado, encargado de que todo fluya a un ritmo regular y apropiado. La obstrucción resultante, además de producir sustancias diversas en el cuerpo, predispone a la Ira y la explosividad, así como a la animosidad en relación con los semejantes, tal como lo comenta Ricardo.

EL BAZO

Según la virulencia y duración del estado Heather se observará un simple y pasajero enlentecimiento en la circulación de la Energía, hasta la acumulación de mucosidades muy pegajosas, la formación de nódulos y el deterioro más importante de la función del Bazo y los otros Órganos relacionados con el metabolismo de los líquidos.

Este circuito garantiza la cronicidad. El estancamiento interno favorece la obsesividad y preocupación, detiene, mantiene a los pensamientos siempre por los mismos caminos sin dejar lugar a lo nuevo. La mente pierde claridad. Cada vez es más complicado establecer relaciones.

El Psiquismo del Bazo cumple la importante función de «mantener la Integridad individual»[9]. Esta función está exagerada, llevada a cabo de un modo que estanca. Probablemente sea la consecuencia del vacío que siente la persona Heather, el cual la lleva a compensar reteniendo, acumulando. En varios sentidos esta esencia se entrecruza con Chicory, cuya acción se complementa muy bien con Heather. En ambos casos se

---

9 JARRET, mencionado en «Nutriendo a Vitalidade. Questões contemporâneas sobre a Racionalidade Médica Chinesa e seu desenvolvimento histórico cultural». Tese de Doutorado. Insituto de Medicina Social. Universidade do Estado do Rio de Janeiro. Eduardo Alexander.

presenta la disociación que, en situaciones de gravedad, puede llegar a mecanismos de escisión más cercanos a la psicosis.

La función del Psiquismo del Bazo que mencionamos está asociada a otra que es la de reciprocidad, por la cual la fuerza vital es regulada para mantener un equilibrio entre la persona y el mundo, con el objeto de sostener la propia subsistencia, pero también posibilitar el intercambio equilibrado con él. Es evidente que Heather pretende un tipo de intercambio con el mundo completamente asimétrico y unidireccional: hacia él mismo, «todo para mi».

El estado de angustia que genera el vacío no le deja percibir que, si estuviese menos autocentrado e insistiera menos, ese mismo vacío tendería a llenarse naturalmente. El hecho de retener y estar intentando llenarse permanentemente obtura la posibilidad de que llegue lo que necesita.

La acumulación

La persona en estado Heather se va llenando de sustancias pesadas, densas, turbias y continúa vacío de afecto, con una necesidad voraz e interminable. Queda clarísimo, manifestado en el cuerpo, lo que ocurre al no dar, al no soltar. Se queda uno con lo que debería desechar y sin aquello que necesita.

Esto nos lleva al tema de la falta de selectividad. A Heather le da lo mismo quién lo «acompañe», y tan ocupado como está en su trajín, no discrimina qué lo nutre y qué no, lo que implica trastornos presentes o futuros en el Intestino Delgado, (no olvidemos su relación con el Corazón).

Los síntomas de la acumulación los podemos encontrar en los músculos, el pecho y el abdomen (con sensación de «lleno», de opresión, distensión), como una sensación de pesadez en la cabeza, en los cuatro miembros y el cuerpo en general (sensación de pesadez de la que no escapa la mente), obstruyendo la digestión, alterando la eliminación de heces y orina, en forma de leucorrea, en algunos tipos de reumatismos, en la piel, como erupciones supurantes, entre otras.

EL CORAZÓN

El Calor que puede generarse como consecuencia de un prolongado estancamiento de la Energía, de la ansiedad de Heather, de su ingesta de alimentos (muchas veces grasosos, especiados) aumenta el factor cronicidad. La palabra en este contexto se acelera y desborda.

Se afecta por el Calor el Corazón que ya llevaba su parte con el exceso de reflexión, traducido por Heather en preocupación por sí mismo, con lo que hay más agitación mental, ansiedad, angustia e hiperemotividad, pudiendo llegarse a la confusión mental y la obnubilación.

La Virtud relacionada con el Psiquismo de este Órgano es la Propiedad, que concierne a la capacidad de adecuar las propias acciones al contexto social, lo que implica conciencia de sí, del entorno y sentido de la oportunidad.

EL PULMÓN

El Pulmón suele ser uno de los depósitos de las mucosidades. Sus disfunciones pueden aumentar la tendencia egocéntrica. Gracias al Psiquismo de este Órgano, tenemos la sensación, lo suficientemente potente, de estar separados de la totalidad y de ese modo llevar adelante la experiencia humana con la percepción de ser entidades individuales.

En Heather es posible que la sensación de separación sea por demás intensa, que de algún modo quede anclada más a ese aspecto que a otros que surgen de la experiencia de ser un individuo. Las personas Heather intentan recuperar la percepción de pertenecer a la totalidad y de estar unido con los otros, invadiendo el espacio personal, incluso con la palabra, uniéndose a partir de la demanda de atención, de Energía. Es tal la sensación de separación y el pánico que implica que la persona en ese estado pide: «vengan a mi todo el tiempo y siempre».

Resolver la paradoja de ser con los otros, en comunidad, para constituirse en individuo, no es sencillo para nadie y puede convertirse en un problema irresoluble para Heather. La libertad e independencia individual están estrechamente relacionadas con la capacidad de sentirse parte de la totalidad y hacer el aporte personal relacionado con el propósito de vida.

Por otra parte, necesita desarrollar la Rectitud (Virtud relacionada con el Psiquismo del Pulmón), que permite encontrar un equilibrio entre lo que se acumula y lo que se elimina. Es importante tener presentes los trastornos del Pulmón y sus áreas de influencia puesto que el modo de estar en el mundo de las personas Heather, está muy relacionado con aspectos de este Órgano, lo que permite hacer un seguimiento y tener idea de un pronóstico.

Comentarios

La situación en la que se encuentra la persona Heather hace difícil conectar con el propio camino y reconocer el potencial del que se dispone. La angustia y la necesidad de recibir y acumular cubren todo. Conectar con el propio camino (una vez más), es de vital importancia; esto mismo impulsa a realizar acciones que no solamente benefician a uno mismo, sino que influyen en la comunidad. Digámoslo una vez más: la evolución es con los otros.

Los Órganos de eliminación pueden verse particularmente afectados (piel, Intestino Grueso, riñón, pulmón, mucosa respiratoria, glándulas salivales, mucosa vaginal, hígado), puesto que la fuerza contractiva es poderosa en Heather y va en sentido contrario a la capacidad de eliminar.

Esta última característica y la ya mencionada en relación con el enlentecimiento de la circulación de Energía y líquidos, acumulación de mucosidades y flemas, favorecen la acidificación del organismo, generando desmineralización y otros trastornos. Situación, además, siempre presente en las enfermedades crónicas.

Es probable que Heather y Agrimony sean dos de los estados mentales que más Órganos y procesos afectan, siendo de gran utilidad en la prevención de enfermedades crónicas degenerativas.

Es interesante constatar que contamos con flores que ayudan a metabolizar los líquidos, fluidificar las mucosidades y eliminarlas. En primera línea Chicory, Heather, Willow y Crab Apple; siguiéndolas bien cerca White Chestnut, Red Chestnut y de modo más general Chestnut Bud.

Vemos también que algunas de las propiedades medicinales de la planta favorecen la eliminación de la Humedad ayudando a regular el metabolismo de los líquidos.

ROCK WATER

Agua y Piedra

El agua y la montaña, son inseparables en la pintura china. Una le da sentido e identidad a la otra. En verdad representan los dos polos del mundo visible y de la transformación universal.

Para que esta relación no sea rígida, se necesita de lo insondable, misterioso, vacío, difícil de comprender e imposible de controlar (con lo que Rock Water no quiere saber mucho).

Si se acepta este aspecto, el agua puede poseer la firmeza de la montaña y la roca la flexibilidad y fluidez del agua.[10]

EL PULMÓN

Cuando para cultivar la Rectitud se apela a la rigidez, se pervierte aquella Virtud del Metal. Finalmente, la Rectitud no es tal sino que pasa al estatuto de dureza. Dentro de ese esquema, si algo se mueve, hay peligro de derrumbe así que no queda otra alternativa (aparentemente) que mantener el riguroso esqueleto. Esto se logra a costa de mucha Energía y represión.

El ejercicio de la Rectitud convertida en dureza es una estructura construida para proteger a la fragilidad.

En el Psiquismo del Pulmón, reside gran parte de nuestra capacidad para adaptarnos a los cambios, cosa que no se le da muy bien al estado Rock Water.

También la posibilidad de tener conciencia corporal. De sentir en el cuerpo lo que nos llega desde el entorno, la sensualidad, sentir a través de la piel.

Todas cosas, que Rock Water mantiene a raya o, lisa y llanamente, son reprimidas, sin llegar a la conciencia.

Cultiva, sin embargo, otro aspecto relacionado con el Pulmón y su Virtud, la Rectitud. Un aspecto desequilibrado: el deseo excesivo de perfección, de acumular mérito.

La Energía contractiva del Metal equilibra a la expansiva de la Madera, pero en Rock Water, la contracción es tal que detiene y estanca.

---

10 Para ampliar sobre el agua y la montaña se puede consultar el libro de Francois Cheng: Vacío y plenitud. El lenguaje de la pintura china. Monte Ávila Editores

Los trastornos en relación a los líquidos y la Sangre pueden presentarse como estancamiento (acumulaciones de sustancias) y sequedad.

La seriedad, el orden, el ritmo equilibrado en la actividad, la noción de Justicia, la disciplina, características del Metal, se convierten en un instrumento para acotar los impulsos auténticos y por supuesto, se expresan desajustadamente. Aíslan y separan.

La sequedad en este estado se encuentra también en la pobreza de posibilidades y respuestas creativas. En lo maniatado y pobre de la imaginación.

Los líquidos tienen una marcada relación con la flexibilidad corporal. Cuando están disminuidos se tiende a la rigidez, a la dificultad para moverse.

La sequedad lleva nuestra atención hacia la fragilidad. Dureza y sequedad enmascaran habitualmente inseguridad (como mencionó Ricardo), miedo y una fragilidad tal que no puede sobrevivir al mínimo desorden y cambio. Síntomas como sequedad en los cabellos, piel arrugada, descamada, ojos agrietados, poca orina, heces secas, estreñimiento, sed, ansiedad, insomnio, algunos tipos de depresión, entre otros, pueden estar presentes.

La sequedad tiene, además, un efecto astringente, que contrae. Pueden surgir irritación y Calor, que llevan a distintos estados florales, entre ellos Beech.

EL HÍGADO

La represión férrea que caracteriza a las personas Rock Water lesiona tempranamente la actividad del Hígado, lo que genera en un inicio estancamiento de la Energía de este Órgano, que con el correr del tiempo entorpecerá tanto la circulación de la Energía como de la Sangre y posibilitará el surgimiento de Calor interno. De esta situación se derivan múltiples síntomas que pueden ir desde la aparición de quistes, tumores, dolores varios, trastornos digestivos hasta vértigos, zumbidos en los oídos y cefaleas. En el ámbito de las emociones, el proceso que describimos es la base de la irascibilidad y caldo de cultivo del resentimiento. Es también otra manera de generar rigidez, que se hará visible en la pérdida de flexibilidad corporal y en la dureza percibida en los músculos.

La Benevolencia, Virtud correspondiente al Psiquismo del Hígado, puede, mediante su cultivo, asistir a las personas Rock Water, puesto que insta a incluir a otro en el desarrollo de su plan de vida, pero sin obturar el despliegue simultáneo del camino de ese otro.

Por otra parte, puede observarse, en personas con tanto control y restricción sobre sí mismas, pérdidas de fluidos: Sangre, sudor, diarreas, vómitos, semen, orina. Lo que se intenta controlar por un lado se pierde por el otro cuando no hay un auténtico equilibrio.

Utilizamos Rock Water junto con Water Violet para tratar el Calor, sobre todo por deficiencia de Yin. Cuando es necesario favorecer la reposición de líquidos orgánicos, después de hemorragias, diarreas, vómitos, sudoración excesiva, etc.; en todo trastorno de sequedad. Por otra parte Walnut puede ayudar en cuanto a la pérdida de líquidos mencionada, mientras Rock Water va haciendo su trabajo de base. La esencia ayuda a los mecanismos energéticos que garantizan la circulación de los líquidos y la Energía, evitando los estancamientos.

EL RIÑÓN

Rock Water cree que para poder llegar a la Virtud del Agua (la Sabiduría) tiene que estrechar la vida hasta dejarla sin Movimiento ni cambio. El viejo truco de pretender dirigir al río. Confunde control excesivo, con profundidad. Necesita la hondura del Agua, no la exageración de la contracción del metal.

Otra forma de construir rigidez la encuentra en el congelamiento del Psiquismo del Agua. La voluntad y el cumplimiento de los objetivos realizados de forma dura y carente de toda flexibilidad, con una tenacidad que raya lo insano. Y lo que persigue con tanta obstinación es además, una imposición de su estrecha visión del mundo, una acción por lo tanto, que no se corresponde con su naturaleza interna.

El Dr. Bach dice al respecto: «Quieren planear el mundo de acuerdo a su propia perspectiva, en lugar de llevar a cabo, amable y tranquilamente, su parte del Gran Plan.»

En términos Taoístas, se trata de querer administrar el mundo. La dificultad, en este sentido, que tienen las personas Rock Water es no percibir ni comprender que hay un tipo de acción, vacía de yo, de autoimportancia, que surge de la naturaleza interna y se adecua a la persona y al entorno. Esta clase de acción proporciona satisfacción, es sin esfuerzo y se ajusta espontánea y armónicamente con el ambiente externo. Permite además poner en juego las potencialidades propias de su naturaleza interna, que son las que necesita para realizar «...su parte del Gran Plan». Ese tipo de acción emana por sí misma una influencia virtuosa que alcanza al ambiente y a las personas, transformándolos positivamente.

Las personas Rock Water tapan el desconocimiento que tienen acerca de su naturaleza interna, con reglas, autoimposiciones y represión. No se aceptan, como comenta Ricardo, y a la vez se desconocen. Siguen entonces un camino artificial, diagramado por ellos mismos, que no los lleva a la realización de su destino.

En el Riñón, en lo insondable del Agua (elemento al cual pertenece este Órgano), se atesora la Energía sexual que, como referimos otras veces, está muy ligada a la posibilidad de cumplir con nuestro destino, puesto que es uno de los combustibles que nos dan impulso. Es la que nos permite sentir placer, ya sea a partir de una caricia, de una comida o de la lectura de un poema. En Rock Water la Energía sexual está severamente reprimida, con lo cual toma caminos linderos con la perversión. Por esos áridos desiertos se evapora el precioso combustible que da sustento a la capacidad de sentir placer y de andar el camino de la realización espiritual. Una vez más, el control severo para no desviarse termina generando importantes pérdidas.

Comentarios

El Riñón y el Pulmón sufren las consecuencias del estado mental Rock Water. El Corazón se ve constreñido, sin posibilidad de expresar alegría. El Bazo puede verse afectado como consecuencia del componente obsesivo, que también detiene el fluir y estanca.

El agua que fluye y anda caminos atesora variados puntos de vista. Atravesó distintos paisajes, vio cielos cambiantes, intuyó las piedras en la oscuridad, en lo hondo de la tierra. Como sugiere Julian Barnard en *Forma y función*, esa agua que se va, se perdió para la luz de la faz de la tierra, se escurrió de la vista hacia las profundidades calladas, para regresar limpia de memoria. Siendo ella misma, sin dejar de discurrir, destiló sus innúmeros atributos.

Finalmente:

La regulación alcanza sus metas, porque la firmeza y la flexibilidad están equilibradas y la firmeza está en el centro. No debe persistirse en una regulación dolorosa porque ello conduce al agotamiento. No lo digo yo, está escrito en el *I Ching*[11].

OLIVE

El impacto sobre el Riñón

Como comentábamos en Oak, el esfuerzo desmedido (lo cual varía de una persona a otra según su constitución), los períodos difíciles que exigen un desgaste grande y prolongado en el tiempo, y las enfermedades crónicas, desgastan la Energía del Riñón, afectándose la Energía esencial. Lo mismo provoca el trabajo intelectual o físico, que no da tiempo al descanso y a la regeneración. Cuando esto ocurre se necesita algo más que el simple descanso para volver a sentirse bien.

El uso clásico de la flor muestra situaciones en las que se ha tenido que echar mano a la Energía esencial, no alcanzando la Energía obtenida a partir de los alimentos y el aire. Así, el Riñón se perjudica, viéndose trastornos a nivel de su Psiquismo, emociones y áreas relacionadas.

Nos vamos a encontrar con un sometimiento a las dificultades de la vida, pérdida del interés por la misma, falta de ganas para realizar las tareas que quizás en otro momento interesaban sobremanera. Se puede llegar incluso, a la abulia. Evidentemente, la voluntad se encuentra a niveles muy bajos. No se dispone de la fuerza suficiente como para persistir en los objetivos fijados y el desánimo se instaura rápidamente.

Ante semejante falta de recursos y empuje, la indecisión e inestabilidad se convierten en algo cotidiano, lo que aumenta la ansiedad y angustia ya existentes.

Si además del estado Olive existen miedos, es importante tratarlos con las flores correspondientes puesto que, al regular la mente en estos aspectos hay posibilidades de una recuperación más rápida.

---

11 *I Ching. El libro del cambio.* Versión de Thomas Cleary. Editorial Edaf

La capacidad inmunitaria se ve mermada, los huesos pueden debilitarse, las piernas y rodillas pierden fuerza, pudiendo incluso temblar. Existe cansancio intelectual, con la posibilidad de presentarse parálisis o disminución de la sensibilidad en los miembros inferiores, trastornos de la potencia sexual y reproductiva, disminución de la audición, zumbidos en los oídos, etc.

Muchos de éstos síntomas, sumados a debilidad en la zona lumbar y vértigos, se presentan también en las situaciones de agotamiento sexual, que constituyen un número más importante de lo que se cree de estados Olive.

La potencia regenerativa de la esencia queda clara en la signatura y, como comentáramos antes, la regeneración es una de las tareas importantes del Riñón.

De todas formas, en los momentos en que hay una gran deficiencia, es importante prestar mucha atención a la nutrición puesto que posee en sí misma un aspecto Yin (la materia prima para regenerar) y otro Yang (de la metabolización de los nutrientes también se obtiene Energía). Respetar el ciclo natural del sueño en consonancia con las estaciones es un herramienta indispensable a la hora de abordar el estado Olive severo. Resulta de gran ayuda el cultivar la quietud física y mental por cualquiera de los métodos eficaces de que se disponga.

Al fortalecer la Energía del Riñón se tonifica la raíz del cuerpo y la mente. Esto último favorece el estar más presente y activo en la tierra. Con más posibilidades de aprender y realizar la tarea que nos compete aquí y ahora.

Comentarios

En líneas generales la preocupación, las obsesiones, la tristeza, la pena, pueden aumentar el agotamiento; y favorece mucho el tratamiento de estados Olive crónicos, regular dichas emociones. En las depresiones, la esencia es de gran utilidad puesto que al fortalecer la raíz da una base importante para el tratamiento de este trastorno.

La extracción quirúrgica del útero puede llevar a estados Olive en mujeres que ya tengan cierta deficiencia a nivel del Riñón. Es posible observar una relación entre la extracción del útero, la debilidad energética del Riñón y la glándula tiroides que comienza a funcionar por debajo de sus capacidades. Los síntomas que sobrevienen también pueden ser mejorados con Olive.

La Energía Esencial atesorada en los Riñones es la fuerza motriz que nos impulsa en el camino de realización de nuestro propósito de vida. Es probable que Olive nos ayude a liberar esa Energía que se pone totalmente a disposición cuando es utilizada en actividades que concuerdan con la consecución de nuestro destino y no son contrarias a nuestra naturaleza interna.

Reflexionar acerca de la acción de la esencia, nos lleva directo a un tema de singular importancia: ¿Qué hacemos con la Energía disponible? Pregunta que enlaza con esta otra: ¿Para qué queremos más Energía? Es notable observar que al obtener más Energía, solemos utilizarla para cometer los mismos errores más«enérgicamente».

Siguiendo los comentarios de Ricardo, puede ocurrir que en ocasiones la toma de la esencia nos «corte el chorro» y tengamos que descansar, reconsiderar si no es que estamos dilapidando nuestra Energía vital en quimeras autoimpuestas por los condicionamientos culturales o por puro hedonismo. Tener que descansar y no poder disponer de más caudal energético, es una forma de detener el drenaje. Esto es muy importante, porque es en los Riñones donde se encuentran las potencialidades de cada persona, donde está atesorada la vitalidad primaria.

Otras veces, el efecto de la toma favorece el equilibrio y la utilización estratégica de la Energía, puesto que, si bien las tareas pueden ser arduas y el despliegue e intensidad con que se llevan a cabo también, son adecuadas a las experiencias que se necesitan para cumplir el propósito de vida.

Es probable que la toma de Olive ayude a reducir el gasto de Energía Esencial y optimice la obtención de Energía a partir de los alimentos y la respiración.

La esencia se utiliza en una amplia gama de trastornos por deficiencia y debilidad.

Algunos ejemplos de aplicación:

De gran ayuda en los trastornos propios de la vejez, es una flor de base en ese período de la vida.

Cuando se posee una constitución heredada débil. Durante y luego de enfermedades crónicas. En el agotamiento que genera la actividad sexual excesiva. Cuando se presentan carencias relacionadas con la nutrición, situación muy habitual en las sociedades modernas. Después de hemorragias o pérdidas de Sangre. En mujeres que han tenido embarazos múltiples.

VINE

EL RIÑÓN

El sobredimensionamiento de los atributos ligados al Psiquismo del Riñón muestra los desequilibrios manifestados por Vine.

La fuerte voluntad y tenacidad que le permiten perseguir sus objetivos con constancia, sin desviaciones, se convierte en obstinación.

La confianza en sí mismo y su intensa autoafirmación pueden devenir en temeridad. Su sentido natural de la autoridad y su estirpe de líder degradan en autoritarismo, tiranía y amor al poder en sí mismo. Pasan a un primer plano los aspectos de peligro, solidificación, frío y lo insondable del Agua. Este mismo exceso impide que el Psiquismo del Corazón pueda desplegar una conciencia moral apropiada de los actos. De este modo, el ansia de poder arrasa con todo, incluso con la alegría y los sentimientos amorosos.

En muchos casos, las personas son para Vine objetos que le permitirán satisfacer sus propios deseos y llevar adelante sus planes. Es por ello que esperan del otro pasividad y sumisión completa a sus órdenes.

En vez de desarrollar la Sabiduría y la Prudencia, como Virtudes asociadas al Psiquismo del Riñón, la remplaza por el autoritarismo. La posibilidad de observar, comprender y orientar queda suplantada por la de forzar, dirigir y controlar los procesos. Es como si la persona Vine fuera la que realmente sabe lo que el Tao depara para cada ser humano. Se erige en administrador del mundo, al cual considera un escenario donde cada situación y persona están para satisfacer sus necesidades, para adecuarse a su visión de las cosas.

Y esto, evidentemente, detiene el fluir de los acontecimientos, con lo que se generan estancamientos, dolores y endurecimientos varios en el cuerpo.

Son usuales los trastornos de la circulación tanto arterial como venosa, lo que implica al Corazón y al Hígado. Los líquidos corporales pueden tender a acumularse. Pero el estancamiento también alcanza a la Energía, apareciendo dolores de tipo distensivo que responden bien a la utilización de la esencia.

Cuando la autoridad no puede ejercerse, la frustración aumenta el estancamiento. Y si se verifican explosiones de Ira es importante regularlas para minimizar el riesgo de accidente cerebrovascular.

En algunos casos puede manifestarse el otro polo del Agua, pudiendo observarse algún tipo de miedo, voluntad débil, angustia. En situaciones más complejas, se presenta depresión, pérdida del sentido de la vida, deterioro precoz de la lucidez y las capacidades mentales, locura. Esta última puede convertirse en un refugio al cual retirarse cuando no queda posibilidad de blandir el poder. Quizás como una forma extrema de resistencia, de obstinación, de no dar el brazo a torcer.

En casos menos graves, se puede apreciar otra forma de desentenderse de la realidad: la sordera, bajo diversos tipos y grados.

Corporalmente, este otro polo del Agua puede verse como debilidad, frío y rigidez en los miembros inferiores, falta de resistencia, zumbidos en los oídos, orinar frecuentemente, arrugas prematuras, y falta de vigor sexual, entre otras.

Otra manera observable de resistencia e intento de control, en situaciones en que eso ya no es posible por vía directa, es la presentación de síntomas y trastornos muy difíciles de tratar, que no llegan a resolverse a pesar de múltiples tratamientos. Suelen surgir luego de alguna decisión tomada por familiares en cuanto a vivienda u otro tipo de ordenamiento cotidiano, que la persona en estado Vine no puede contradecir usando el poder. De este modo se tiene a toda la familia y allegados bajo «sus órdenes» y cree que puede demostrar que nadie es capaz de curarlo, ni tan siquiera de aliviarlo.

La zona lumbar y las rodillas son territorios ligados al Riñón, por lo cual no es de extrañar que se presenten dolores, rigideces y alteraciones muy variadas. Otro tanto ocurre con huesos y dientes.

Siguiendo con estas relaciones es preciso tener en cuenta que hay posibilidad de que ocurran ACV (como ya mencionamos), alteraciones del sistema nervioso, trastornos en ovarios y testículos, ano y orificio urinario. También pueden verse afectadas las eliminaciones de orina y de heces.

Ayudar a encontrar el equilibrio a las personas Vine es algo realmente complejo. Entran en juego muchos factores. Se encuentran deficiencias de las Virtudes, muy marcadas.

La Benevolencia, Virtud en relación con el Psiquismo del Hígado, parece totalmente ausente, con lo cual los desequilibrios a nivel de este Órgano son observables en Vine. Recordemos que la Benevolencia significa ser capaz de incluir a otras personas en el desarrollo de la propia vida, pero... sin detener el fluir de la vida del otro; se trata de favorecer el desarrollo simultáneo de ambos caminos de vida. El otro, a la vez que cumple su destino, es partícipe del desarrollo de mi propio camino. Nótese la diferencia entre lo mencionado y manipular para sacar beneficio del prójimo.

La Rectitud, asociada al Psiquismo del Pulmón, parece abolida. La balanza entre acumular y eliminar no tiene equilibrio alguno, Vine hace trampa inclinándola siempre hacia el lado de recibir y no dar. Le falta el otro atributo que confiere el Psiquismo del Órgano: ser conciente de la belleza, del valor, de la cualidad. Suele ser más importante la manutención de lo material y físico.

La Voluntad de vivir, asociada con el Riñón, se ve hipertrofiada. Pareciera que Vine percibiera que el único que tiene que vivir es él. Una de las cosas menos aconsejadas en el Taoísmo es querer más vida para uno y menos para los otros.

La Integridad y la Reciprocidad, relacionadas con el Bazo, no están asociadas. El foco se encuentra en la integridad de sí mismo, sin reciprocidad alguna. Las personas Vine (sobre todo primario) suelen tener un gran caudal de Energía, debido a que no la pierden en el ámbito de las emociones y a que no la intercambian con otros.

Es muy posible que en lo hondo de las personas Vine, y por supuesto sin que ellas lo perciban, exista un hondo resquemor en relación con la muerte. No me atrevo a decir miedo, por la relación que Vine tiene con las emociones, más bien como una necesidad de acumular cuerpo, materia, vida, Energía, control, para estar en el mundo, porque si no desaparecería. Es algo que merece más observación y reflexión.

Comentarios

Utilizamos Vine para los dolores punzantes propios del estancamiento de Sangre y para los dolores por frío que suelen ser muy severos (como, por ejemplo, en algunos tipos de artrosis).

Viene bien tener presente que las personas que conviven o están alrededor de los Vine, no solo puede estar aterrorizadas, sino que también suelen padecer deficiencias de Energía, puesto que se necesita desarrollar una gran fuerza opuesta para poder continuar con la propia vida según el camino personal.

Conducir tiene más que ver con persuadir, con despertar el entusiasmo. El conductor contacta con las necesidades y carencias de la comunidad en la cual vive y sabe estimular a la propia sociedad para que encuentre creativamente las soluciones. Hace sus propios aportes y orienta, coordina y nuclea la producción que las personas realizan y marca, en concordancia con ellas, el camino a seguir. Tiene que ver con utilizar el poder y las potencialidades para preparar el terreno y dejar que las cosas ocurran y se completen.

En cuanto a reconocer la propia naturaleza interna y transitar el propósito de vida, encontrarse instalado en Vine, lleva a ni siquiera interesarse en ello. Implica una escucha y percepción internas muy lejanas a sus posibilidades. Cuando alguien desde «afuera» tiene la sabiduría y claridad de ver qué lugar puede tener en la comunidad una persona Vine y ésta acepta realizarlo, es posible que se de un cambio cualitativo de gran magnitud y comience a andar la senda de su destino.

WILD OAT

El Centro

Esta esencia tiene un papel central en el sistema creado por el Dr. Bach; él mismo, en uno de los esquemas gráficos que realizó, le dio a

Wild Oat el lugar del centro en una circunferencia cuyos rayos son las demás flores. Desde Wild Oat se puede ir a cada flor y cada flor puede verse como una irradiación de la esencia que ocupa el centro. Desde la posición central es posible «ver» hacia todas direcciones.

Es en el centro donde la agitación se aquieta, donde la confusión cede. En el punto central lo diverso se hace uno, y desde esa unidad se puede percibir, de modo simple y espontáneo, el propósito de vida y el potencial con el que se cuenta para llevarlo a cabo.

La disyuntiva existencial que aborda la esencia, es de las más trascendentes, por eso quizás es válido que ocupe el centro del gráfico. Cuando este dilema no es tenido en cuenta, cuando ni siquiera es abordado, puede convertirse en un foco irradiante de todo tipo de disfunciones y enfermedades.

Nunca constituyó una tarea fácil reconocer los caminos del destino personal y, mucho menos, atreverse a caminarlos. El aporte del Dr. Bach es, también en este sentido, de un valor incalculable, al ofrecernos esta esencia que nos puede ayudar a entrar en contacto con lo que los Taoistas llaman mandato celeste.

Para el Taoísmo, uno de los esfuerzos humanos más nobles es el de tomar contacto con el mandato celeste y realizarlo, valiéndose de las potencialidades que conlleva la naturaleza interna[12] de cada persona. Tanto para el Dr. Bach como para la doctrina Taoísta, la salud tiene una relación estrecha con el hecho de reconocer la propia naturaleza interna y el mandato celeste a honrar.

Los intentos de negar o modificar la naturaleza interna, llevan al sufrimiento y aquello que se realice en concordancia con la naturaleza interna proporciona alegría y satisfacción.[13]

Por lo cual es también importante no verse inmiscuido en circunstancias y acciones que contraríen la naturaleza interna.

---

12 En este contexto, «naturaleza interna» significa: el estado y las propensiones innatas del ser individualizado, antes de su interacción con el mundo. «Nutriendo a Vitalidade. Questôes contemporáneas sobre a Racionalidade Médica Chinesa e seu desenvolvimento histórico cultural». Tese de Doutorado. Insituto de Medicina Social. Universidade do Estado do Rio de Janeiro. Eduardo Alexander.
13 Conceptos de GUO XIANG mencionados en: Ibíd. 1

Las personas en situaciones Wild Oat suelen encontrarse en trabajos, relaciones amistosas o de pareja que violentan su naturaleza interna.

Así la satisfacción y plenitud humanas, llegan a través de honrar el mandato celeste, Wild Oat nos ayuda a entrar en contacto con él. Puede hacerlo de un modo que nos parezca trascendente, ayudándonos a ver iluminada claramente una gran porción de nuestro camino o, en otras ocasiones, de formas aparentemente más humildes: propiciando que entremos en contacto con alguna persona, o miremos alguna foto de otra etapa de nuestra vida, o…

Favorecer el reconocimiento de la propia naturaleza interna e inducir el desarrollo del mandato celeste forma parte de la práctica terapéutica del Nivel Celeste de la Medicina China.

EL RIÑÓN

El Psiquismo del Riñón nos confiere la voluntad de vivir, el deseo de estar vivos en un cuerpo, lo que se actualiza y potencia al tomar contacto con el propósito de vida y llevarlo a la acción. La fuerza para ejercer la voluntad de forma persistente a lo largo del tiempo proviene también del Psiquismo del Órgano; nos permite sostenernos enfocados en un propósito con determinación. Cuando logramos contactar con el propósito de vida, a través de la luz de la conciencia, el potencial vital almacenado en los Riñones se transforma en fuerza vital, lista para utilizarse en la realización de acciones en el mundo.

La Energía de los Riñones es raíz, desde donde sale la fuerza para no estar a la deriva, para no ser llevados de aquí para allí por el Viento.

EL HÍGADO

Su Psiquismo tiene la misión de planear cómo desarrollar las potencialidades en concordancia con el propósito de vida. Es el que aporta el cómo hacer, qué experiencias de vida son más apropiadas para vivenciar en profundidad nuestro mandato celeste. Podríamos decir que es el que despliega la estrategia para que una vez identificado el propósito vital sea llevado adelante a partir de hechos concretos de la vida. El Psiquismo del Hígado es el encargado de encontrar el camino verdadero para caminar, es decir que cumple una función orientativa.

La insatisfacción que se genera en las situaciones Wild Oat perjudica a este Órgano, favoreciendo una tendencia al estancamiento, que podría llevar hacia la Ira, el rencor, la irritabilidad, la ciclotimia (cambios de humor), la intolerancia, la impaciencia, la amargura, la depresión, entre otras emociones.

También es posible encontrar síntomas como: hipo, suspiros, sensación de distensión en el pecho y en los costados del cuerpo, sensación de nudo en la garganta que fluctúa de acuerdo con el estado emocional. En ocasiones, esto puede llegar a una cierta dificultad para tragar. Trastornos digestivos, menstruales (síndrome premenstrual entre otros), dolencias en las mamas.

Podrían observarse problemas ligados con la inestabilidad: vértigos, temblores, tics, Movimientos descoordinados, descontrolados, entumecimiento, parálisis, entre otros; que son considerados consecuencia de los efectos del Viento.

EL CORAZÓN

Es gracias al Psiquismo de este Órgano que podemos ser conscientes de nosotros mismos y realizar la ardua tarea del autoconocimiento. Es el Fuego que ilumina y por medio del cual nos es posible internarnos en la profundidad del Agua, en donde se encuentra la memoria del mandato celeste esperando ser activada. El Fuego, elemento al que pertenece este Órgano, simboliza la conciencia que activa las potencias ocultas en el cuerpo. El fruto de la relación entre el Psiquismo del Corazón (el Fuego) y el del Riñón (el Agua) es el poder desarrollar la conciencia de si mismo, de la propia naturaleza interna y de poner a disposición la Energía vital necesaria para andar ese camino.

EL BAZO

La tarea que realiza el Psiquismo del Bazo es la de sustentar el equilibrio entre distintas fuerzas, favoreciendo la estabilidad de la posición central. Las fuerzas opuestas del Agua y el Fuego y las del Metal y la Madera, encuentran en la acción del Psiquismo de este Órgano la posibilidad de mantenerse cohesionadas. Así se armonizan las fuerzas que ascienden y las que descienden, las que contraen y las que expanden.

Se fortalece el centro, el punto de referencia y se dispone entonces de la oportunidad de plasmar en el mundo las intenciones que residen en el Corazón, a partir de la propia identidad.

Por otra parte el Psiquismo del Bazo implica la capacidad de memorizar. Al decir que es necesario reconocer el propósito de vida estamos manifestando que ya lo conocíamos y que necesitamos de la memoria para volver a identificarlo en nosotros y realizarlo.

Comentarios

Como menciona Ricardo, Walnut es una esencia más que apropiada para acompañar a la acción de Wild Oat, y también lo es Cerato, puesto que favorecerá la toma de conciencia de la propia naturaleza interna y actuará fortaleciendo el centro, evitando la dispersión. Las tres esencias despiertan el Psiquismo del Riñón para que aporte sus cualidades de persistencia, tenacidad y foco en el esfuerzo.

Se da muchas veces la situación que refiere Ricardo: se ve el camino, pero la tarea es ardua; incluso en esa situación Wild Oat nos ayuda, puesto que al reconocer una verdad interna, el Corazón se aquieta, se serena, y el solo hecho de conocerla y comenzar a encaminarse hacia la dirección que revela esa verdad hace que ella comience a dar sus frutos.

La esencia puede asistirnos en la meditación, nos brinda su apoyo para crear un centro desde el cual observar cómo funciona la mente. La conciencia «ve» cómo surgen los pensamientos una y otra vez, cómo cesan por instantes y vuelven a nacer.

Wild Oat nos permite salir de la periferia, nos llama hacia el centro. De los muchos caminos posibles a seguir, de la puesta en juego de dones diversos, la flor nos hace capaces de reconocer lo esencial en consonancia con nuestro propósito de vida, que es el gran organizador de nuestros potenciales en acción.

Es habitual ver hoy en día que los niños y jóvenes posean talentos múltiples, los cuales pueden desarrollar con mucha pericia y satisfacción. La esencia les es de utilidad para que los talentos se organicen en función del sentido vital, tal como comentamos en el párrafo de arriba.

A los terapeutas, cuando tomamos la esencia, nos ofrece el servicio de orientar el diagnóstico y el tratamiento, de hacernos prestar atención a aspectos en los cuales no hubiésemos reparado, que constituyen una valiosa y esencial orientación.

En cuanto a los trastornos relacionados con la inestabilidad, el descontrol y la dispersión, es decir con estar a merced del Viento, Wild Oat se une al grupo de Cerato, Chestnut Bud, Scleranthus y Cherry Plum, que pueden tener un papel importante en relación con los síntomas mencionados cuando nos referimos al Hígado.

LOS DIEZ ÁRBOLES

CHERRY PLUM

Comencemos situándonos en el Movimiento Madera, en el Hígado y su Psiquismo.

La Madera representa a la expansión, a la fuerza que impulsa el Movimiento. Si la forma de manifestación de la Energía se desequilibra, vamos a encontrar dificultades para actuar, para ponernos en Movimiento y expandir el ser hacia el mundo circundante, para exteriorizar y decir lo que sentimos y pensamos. O bien, nos veremos impelidos a la acción, con escasa participación de procesos mentales moduladores, incluso de forma totalmente inconsciente.

Estos dos tipos de desarmonía se relacionan y entretejen. Cuando intentamos reprimir todo tipo de contenidos, variables estos de unas personas a otras, comenzamos a pujar contra la fuerza que nos permite actuar y realizar. Tratar de frenar lo que no queremos que salga a la luz (consciente o inconscientemente) también lesiona esta fuerza y a muchas de nuestras mejores posibilidades, intuitivas, afectivas, creativas… que no controlamos y que a veces ni siquiera tenemos inventariadas.

Obviamente, no es deseable que todo aquello que ocurre en nuestro interior brote y, sin mediación alguna, se haga acción, se materialice. Pero tampoco lo es, que los diversos mecanismos que tamizan la acción impongan una restricción tal que quede aprisionado nuestro impulso.

Además, como menciona Josep «un impulso mental, pensamiento, idea… no necesariamente va a traducirse en un acto o hecho concreto de la vida.»

Para eso está la conciencia moral ejercida por el Corazón, la cual permite contener a las fuerzas pulsionales, las pasiones y los contenidos inconscientes (todos ellos integrantes del Psiquismo del Hígado), y la fuerza constrictiva del Pulmón que pone un freno equilibrador y saludable a la infinita tendencia expansiva del Hígado.

Podemos ver así que el estado Cherry Plum afecta a estos tres Órganos y que la persona que lo padece, siente que no podrá mantener activos los controles que el Pulmón y el Corazón ejercen sobre la actividad del Hígado. Decide entonces realizar un esfuerzo extra (en muchas ocasiones inconsciente) y aumenta el freno. La maniobra funciona durante un tiempo, pero luego la restricción sostenida genera un estancamiento de la Energía del Hígado; más tarde un estancamiento de Sangre, y luego un aumento del Calor. Resultado: la tensión crece en grado superlativo y finalmente saltará las vallas provocando la clásica explosividad descontrolada.

El Riñón también se ve implicado, puesto que su actividad equilibrada puede evitar la aparición de estados Cherry Plum. Su deficiencia favorece la desmesura del Hígado. Asimismo, el miedo y su familia de emociones son grandes generadores de descontrol.

Cherry Plum (también Scleranthus, Cerato, White Chestnut) es de gran utilidad en los trastornos que, en Medicina Tradicional China, se adjudican al Viento. Este factor patógeno es una gran fuente de descontrol.

Podemos verlo en acción cuando los trastornos no tienen localización fija, cambian constantemente. En los Movimientos incontrolados, pero también en la otra faceta del descontrol: las parálisis.

El Viento altera la dirección y situación de las cosas de forma muy rápida, presentando un panorama de inconstancia e imprevisibilidad.

Son comunes los espasmos, temblores en las extremidades, calambres y rampas, entumecimientos, pérdida de la sensibilidad en alguna parte del cuerpo, vértigos, pérdida del equilibrio, Movimientos repetitivos como los tics.

En cuanto al sostén que pueden dar al estado Cherry Plum algunos trastornos, podemos citar a las hemorragias abundantes, como las que ocurren en el parto o en las menstruaciones con pérdidas importantes y que duran muchos días, las enfermedades febriles con altas temperaturas; los shocks emocionales intensos o las emociones fuertes que persisten bastante tiempo; la pérdida de líquidos por diarrea o vómitos, entre otros.

Para poder sostenerse en el Viento es necesario disponer de unas raíces fuertes y profundas. Jordi nos comenta que las raíces de Cherry Plum son superficiales y que la flor aporta paz, silencio, calma y equilibrio. Podemos pensar que por un lado necesita hundir más sus raíces para encontrarse con la sabiduría (que mora en el Agua) fortaleciendo el Riñón, y por el otro siguiendo la propuesta de la flor (el aspecto más espiritual del vegetal) aquietar la mente por medio de las diversas posibilidades, como por ejemplo la meditación.

Como menciona Ricardo, Cherry Plum «ayuda a aceptar pensamientos o imágenes inquietantes e irracionales dejándolos circular...» Así, pueden ser observados en la práctica meditativa sin que la mente se alarme ni se apegue a ellos. El Bazo se ve beneficiado, puesto que el excesivo pensar lo afecta. Otro tanto ocurre con las emociones, como ya señalaba Ricardo, que por su naturaleza deben moverse. Cuando se estancan haciéndose repetitivas, generan patología, influyendo en la función de los Órganos internos, en la Sangre y la Energía.

Volviendo al Corazón, él es el Emperador, que se erige en la máxima instancia de organización, coherencia de la personalidad, armonía y equilibrio. Su Psiquismo (Shen, Espíritu) es el encargado de ejercer s funciones manteniendo la integridad física y psíquica, aportando capacidad de adaptación al medio y conciencia de sí, coordinando y armonizando la actividad de las Vísceras.

Cuando función declina, observamos trastornos que inciden en varias áreas a la vez.

Se desorganizan los principales sistemas de control y comunicación: el Sistema Nervioso, el Sistema Neuroendocrino, el Circulatorio. Según el grado de descontrol, se irán sumando los demás sistemas hasta llegar a un nivel de confusión y caos tal que se encuentre en riesgo la integridad de la persona. En esas instancias, la mente pierde sustento, pudiendo manifestarse incluso, trastornos que podrían calificarse lisa y llanamente como locura.

En este sentido, vale la pena regular, con las flores adecuadas, las emociones relacionadas con el Corazón, para favorecer la recuperación de su rol. La euforia, la excitabilidad, el vaivén entre euforia y depresión, la tristeza, la ansiedad, entre otras, son emociones que perturban la capacidad del Corazón para cumplir con sus tareas como Emperador. Aunque es necesario recordar que todas las emociones impactan en él.

Cherry Plum tiene acción sobre el dolor. Ya Jordi, al referirse a los pelos presentes en el nervio central del reverso de la hoja, nos informa de la sensibilidad localizada en el sistema nervioso.

Hemos observado que en dolores intensos, insoportables (Dr. Vohra), se desempeña muy bien como aquellos originados por frío, que son perforantes, y por estancamiento de la Sangre, que pinchan. También en los dolores distensivos (con Vine) y los erráticos que cambian de localización (ayudan Cerato y Scleranthus). Elm, como comenta Ricardo, es otra esencia a tener en cuenta para acompañar a Cherry Plum en los dolores intensos. En Cherry Plum los dolores tienden a generarse por la restricción a la circulación de la Sangre y la Energía y por la tensión interna que ésta va imponiendo, tensión que puja por emerger.

El comentario de Josep, acerca de la actitud Centaury de algunos niños, orientada a no soltar su poder, que podría ser letal, me recuerda haber notado en personas con marcada tendencia Cherry Plum, dificultades para que la Energía llegue a las extremidades y se manifieste. Esta dificultad conlleva también problemas a la hora de materializar, cierta torpeza en el hacer manual, dificultades en el control del Movimiento.

La Energía desbocada que arrasa con todo agota, merma los recursos energéticos, y con frecuencia lastima tanto adentro como afuera.

La contención férreamente sostenida, también lleva a la pérdida; lo que retenemos por un lado se escapa por otro y aquello que se va y no pudimos controlar casi siempre es muy valioso.

Una vía para equilibrar los estados Cherry Plum es trabajar con las emociones de los Órganos implicados: el equilibrio del Hígado, el fortalecimiento del Riñón, el cuidado del Bazo, la contención sin exageraciones del Pulmón y la armonía del Corazón.

Modular las emociones y el Psiquismo de estos Órganos, según corresponda en cada persona y teniendo muy presente el equilibrio del Hígado, es una forma de favorecer la acción de la esencia.

ELM

Varias de las cualidades y defectos que encontramos en Elm se inscriben en la actividad del Pulmón y los atributos del Metal. Y así como la Energía de impulso que lleva el Hígado tiende a expandirse, en ocasiones, por demás, la Energía contractiva del Pulmón lleva a la Rigidez y a la introversión cuando se desequilibra.

Es justamente en el área del Pulmón donde se juegan los desafíos relacionados con la espontaneidad, la perfección, las Virtudes de Rectitud y Justicia. Cuando se poseen ideales de cierta envergadura surge la delicada cuestión de llevarlos adelante sin perder la capacidad de adaptación y evitando, igualmente, dejar de lado la consecución de los mismos. Se trata de un equilibrio propio del Metal: sostener una estructura, pero siendo maleable a la vez.

Si se impone la rigidez, la estructura ahogará la espontaneidad, mermando la capacidad de dejarse moldear por las situaciones sin perder la propia forma.

Abroquelarse dentro de una estructura rígida puede parecer adecuado para sostener las propias ideas, ideales, objetivos y acción, pero es un modo de adaptación que lleva a la desnutrición y al agotamiento. Se sabe, a fin de cuentas se utiliza mucha Energía para sostener la estructura y la realización pierde fuerza o se ve interrumpida.

Cuanto más estrecha y rígida es una estructura más fácil es que se desborde. La elasticidad permite expandir los límites manteniendo la identidad, haciendo más espacio.

Elm favorece el equilibrio entre el rigor y la plasticidad, devolviendo el sentido de la proporción.

El orden, la seriedad, los horarios, el ser preciso, lo metódico, pertenecen a la esfera del Pulmón. Pueden ser cualidades que aplicamos en la vida cotidiana o convertirse en defectos cuando se exageran. Entonces aparece la persona estricta, dogmática, obstinada, perfeccionista.

La Energía del Pulmón se va a ver afectada, pudiendo verse síntomas como respiración superficial, tos, disnea, asma, trastornos de la mucosa respiratoria, mucosidades, trastornos urinarios (como poco caudal de orina o dificultad al orinar), afecciones de la piel, edemas, entre otros. También cansancio y debilidad, debido a la falta de Energía con una disminución de la inmunidad.

Conocemos la acción de Elm en los resfríos. Cuando la persona en estado Elm comienza a dudar y a deprimirse, sumado esto al cansancio, pero sobre todo a la sensación de desborde, la Energía Defensiva disminuye y sobrevienen los trastornos respiratorios, incluso aquellos infecciosos.

Esta misma debilidad, frente a los factores climáticos externos, abre la puerta a los problemas articulares, con diversos grados de dolor e incapacidad de Movimiento.

La Rectitud, la Honradez, la Justicia son Virtudes propias del Pulmón. No es difícil darse cuenta de lo complejo que puede resultar mantener el equilibrio en el ejercicio de semejantes Virtudes. Una de las emociones más habituales que surgen como consecuencia de esto y ya mencionada por Ricardo, es la culpa, la cual favorecerá el estancamiento de la Energía en distintas partes del cuerpo, como el pecho y la boca del Estómago, afectando también las funciones del Pulmón.

El Psiquismo del Pulmón falto de armonía proporciona las condiciones para que los estados obsesivos se establezcan y para que se haga notorio el miedo hacia lo que pueda ocurrir en el futuro, temor ya mencionado por Jordi, ligado en parte a las dificultades para concretar los ideales, para materializar (capacidad del Metal).

En este terreno (el del Psiquismo del Pulmón) se juega también otro de los aspectos problemáticos de Elm: la capacidad de compartir, en el sentido de poder delegar, de poder trascender su individualismo a la hora de hacer. Esto implica menos rigidez, menos autocentramiento en referencia a cómo deben hacerse las cosas. Necesita entonces las Virtudes del Bazo, la Confianza y la Fe.

La persona Elm suele confiar en sí misma y desde allí actúa, pero flaquea en los momentos en que se siente superada por las circunstancias, duda. Un modo de trabajar con esto es desarrollar la confianza no solo en sí mismo sino en los otros y, más aun en el proceso de la vida, del fluir de la totalidad. Esta confianza no estará relacionada con el éxito, el fracaso, la responsabilidad o la perfección; lo estará con la guía del Yo Superior, más desapegada del ego y el logro personal, aun en el campo del servicio a los demás a partir de la propia vocación.

Podría ser que las personas Elm abrigas cierto temor a perderse en el grupo y desde allí no poder ver sus objetivos, o a que la tarea no pueda ser cumplida si se diluye por la acción grupal no conducida por él y sus parámetros de calidad. Y es en este sentido que pueden ser de ayuda flores como Water Violet y Gentian.

Las relaciones de Elm con el Bazo, no se limitan a las Virtudes de Confianza y Fe. La esencia colabora con los esfuerzos de este por mantener a la Sangre en los vasos, evitando hemorragias (Patrón Transpersonal). También venimos utilizando Elm en los prolapsos (junto con Hornbeam). Así como cae el ánimo de Elm sintiéndose fuera de su lugar habitual, cae su Energía y bajan de «nivel» los Órganos; evitar que esto ocurra es tarea del Bazo.

Otro aspecto relacionado con el Bazo es el de la capacidad digestiva. Elm desborda, no le cabe nada más, se le hace difícil asimilar, aprender. Hace ya algún tiempo que venimos utilizando la esencia en ese sentido y en ocasiones junto con Chestnut Bud y Rock Rose.

También se puede ayudar con Elm en los trastornos por Humedad. El buen funcionamiento del Bazo garantiza que no se acumule Humedad en el cuerpo (puede adoptar la forma de mucosidades, sensación de pesadez en el cuerpo, de lleno en abdomen y pecho, secreciones turbias, atontamiento, molestias articulares, embotamiento mental, trastornos circulatorios, edemas…). Cuando la Humedad se acumula genera obstrucciones y entorpecimiento de la circulación de líquidos, Sangre y Energía.

En cuanto a algunas emociones y estados mentales de los desequilibrios Elm, vemos que la depresión, la frustración y la presión interna (mencionada por Ricardo) influyen en el funcionamiento del Hígado favoreciendo el estancamiento de su Energía. Lo mismo ocurre con el abatimiento, emoción esta que produce desánimo y afecta tanto al Pulmón como al Hígado, disminuyendo la fuerza del impulso vital, drenando la Energía y generando estancamiento. Por último, la ansiedad, la preocupación y el estado obsesivo propios de Elm interfieren con el buen funcionamiento del Bazo.

PINE

Prestando atención a las raíces en contacto profundo con la Tierra, como nos menciona Jordi, vemos un aspecto de la culpa relacionado con sentirse demasiado terrenal, demasiado materia.

El Psiquismo del Pulmón es el aspecto más material del Espíritu, el más relacionado con el cuerpo, con su sustancia. Cuando este Psiquismo es muy potente hay un gran apego al cuerpo, lo que posiblemente en algunas personas genere un sentimiento de culpa de base, bastante inconsciente.

Podría llegar a ocurrir también que se sienta como un castigo el tener que volver a corporizarse y, por lo tanto, creerse en falta y no merecedor. De allí que se haga tanto hincapié en la perfección, la pureza y la rectitud, que también corresponden al Pulmón y al Metal; así como el rigor, que en el caso de Pine se vuelve contra sí mismo, oscureciendo su posibilidad de responder al medio, eligiendo aquello que favorece su supervivencia.

En esta elección no interviene la mente; podríamos decir que la realiza la persona como expresión de su instinto de supervivencia, rechazando además lo que le es perjudicial.

Es evidente que en los estados Pine esto se ve vulnerado en aras de procurar el castigo.

Encontraremos trastornos en el área del Pulmón como disminución de la Energía y, por lo tanto, cansancio físico y mental, juntamente con el debilitamiento de la defensa externa del cuerpo. Trastornos respiratorios, mucosidades, tos, edema, pocas ganas de hablar, voz débil, disnea con el esfuerzo.

La culpa genera un estancamiento de Energía que también puede manifestarse como una sensación de distensión en el pecho, el epigastrio y el abdomen.

Varias de las emociones experimentadas en el estado Pine también impactan sobre la funcionalidad del Pulmón, así sucede con el pesar, la pena, la tristeza, el desánimo y el abatimiento.

El estancamiento de la Energía que se da en Pine puede producir obstrucciones con trastornos en la circulación y desconexión entre los distintos componentes del cuerpo, la mente y el Espíritu. Crab Apple, Star of Bethlehem y Clematis pueden ser de gran utilidad en este sentido.

Esta desconexión lo desvincula también del entorno.

El perdón restaura la conexión entre las personas y está ligado al diálogo. Las personas en estado Pine necesitan imperiosamente perdonarse para reestablecer sus conexiones internas, para poder mantener un diálogo consigo mismo.

El desconocimiento que tiene de sí deja la puerta abierta a las enfermedades autoinmunes. En esa misma dirección van las consecuencias de acumular tantas sustancias, pensamientos y experiencias tóxicas (Crab Apple).

Esta acumulación, expresada por un lado en los estancamientos de Energía y luego ya de sustancias, está relacionada con el estado rumiante (White Chestnut) de su mente y con su autocentramiento, lo cual impacta de lleno en el Bazo. Esto influye en los procesos digestivos, en las capacidades cognitivas y de aprendizaje.

Los procesos metabólicos correspondientes son incompletos y se acumulan sustancias de deshecho.

El estancamiento de Energía implica también al Hígado y pueden manifestarse algunas de las emociones y trastornos que le corresponden. Por otra parte, las emociones que acumula la persona Pine pueden generar estados de Calor interno con síntomas como irritabilidad, insomnio, boca amarga, inquietud…

El Pino ha sido asociado a la longevidad. Es interesante investigar las posibilidades de Pine para actuar a nivel de la Esencia, por lo tanto, en el área del Riñón, y por esa vía influir en las enfermedades congénitas. Estamos evaluando también su aplicación en los retrasos del crecimiento.

Podríamos decir que en Pine es necesario moverse del 2 (Jordi nos comentó que es el número que más se repite) al 3 y de esa forma entrar en la dimensión humana.

La unión entre el Cielo (1) y la Tierra (2) da como resultado al ser humano (3); es en él donde se da la alquimia que transforma lo terreno para convertirlo en sutil.

El ser humano está entre el Cielo y la Tierra, sintetizando ambos influjos. Pine siente estos dos extremos como separados, sin llegar a incorporarlos en la dimensión humana, la cual es perfectible pero no perfecta. Podríamos decir que perdió la orientación de su lugar en el cosmos, con lo cual su capacidad para relacionarse y ser solidario se ve lesionada.

Como menciona Mario Satz en *El eje sereno y la rueda de las emociones*: «Perdona, por tanto, quien es solidario, quien se relaciona, quien acepta la familiaridad como un tejido perfectible».

LARCH

Las personas en estado Larch no pueden iniciar el ciclo de Movimiento. Necesitan un impulso lo suficientemente fuerte como para poder pasar por sobre sus certezas de fracaso.

Este impulso hay que buscarlo en el Hígado y la Vesícula Biliar. La generación de los proyectos y la fuerza para iniciar la acción, radican en el primer Órgano mencionado. Se trata de la puesta en Movimiento, de ese delicado momento en el que se rompe la inercia. A partir de allí se ha iniciado el ciclo del Movimiento y es el primer paso para llegar a completarlo.

Se dice que del Hígado depende el carácter y es gracias a su Energía que se pueden desarrollar unas sanas aptitudes de guerrero, un carácter con una mayor propensión a tomar riesgos. De ahí su importancia en estados Larch, Mimulus, Centaury, por ejemplo.

No deberíamos dejar de tener presentes las emociones que afectan al Hígado, para regularlas, resguardando así su Energía, para que despliegue las Virtudes mencionadas.

Los estados emocionales que llevan a una inhibición de la acción son generadores de estancamientos de la Energía. En esos casos el Hígado se ve particularmente perjudicado puesto que es uno de los responsables de la circulación adecuada de Sangre, Energía y líquidos.

Vemos cómo, tanto el estancamiento de la Energía por diversos motivos puede llevar a estados Larch, como el estado Larch instaurado lleva a estancamientos de la Energía. Se crea así una retroalimentación que hace más difícil recuperar el equilibrio.

La insatisfacción, la frustración y las depresiones se encuentran en el origen de los estancamientos de Energía, en especial de la Energía del Hígado.

Las mucosidades, la desnutrición y los traumatismos (campo de aplicación de la flor) son otros factores que llevan al estancamiento. En ocasiones pueden explicar estados Larch momentáneos o crónicos, como los que pueden suceder, por ejemplo, durante períodos en los que se tienen mucosidades crónicas como consecuencia de trastornos del Pulmón.

Larch favorece la circulación de la Energía, Sangre y fluidos y en ese sentido venimos utilizándola

De acuerdo con lo que venimos comentando, podemos encontrar en estados Larch síntomas como: dolores migratorios, dolores distensivos, suspiros reiterados, sensaciones dolorosas y como de hinchazón en el pecho, costados, ingles y bajo vientre, trastornos menstruales (menstruaciones irregulares, síndrome premenstrual con dolor y distensión en los pechos, falta de menstruación), sensación de obstrucción en la garganta, ideas pesimistas, irritabilidad, cambios de humor, entre otros.

La Vesícula Biliar, estrechamente relacionada con el Hígado, nos proporciona iniciativa y coraje para realizar, aporta la audacia que tanto necesita Larch. Es de donde proviene la capacidad de tomar decisiones para emprender acciones favorables para nosotros. Impulsa al dinamismo. A través de ella es que se pueden realizar juicios. Nos da resistencia a las presiones psicológicas del medio. Cuando la Vesícula Biliar cumple adecuadamente sus funciones somos menos vulnerables. Y ya hemos visto desde la signatura la «Gran sensibilidad al entorno», mencionada por Jordi, que tiene Larch.

Cuando la Vesícula Biliar carece de fortaleza es difícil tomar decisiones y avanzar. En cambio será muy fácil desanimarse frente a las dificultades, aun las poco importantes.

Para que la acción iniciada pueda ser sostenida en el tiempo, necesitamos de la Energía y el Psiquismo del Riñón. Él es el que provee la vitalidad, la voluntad y la tenacidad para llevar adelante una acción sin detenerse frente a los obstáculos, sin someterse fácilmente a la adversidad. Atributos todos, verdaderamente importantes para cumplir con nuestros anhelos mundanos y qué decir para llevar a cabo aquellos trascendentes.

El Riñón, además, nos dota de autoridad, determinación y nos permite afirmarnos.

Nada de todo esto le viene mal a la persona en estado Larch y la signatura nos muestra que internamente tiene la fuerza del Riñón, necesita más protagonismo del Hígado y la Vesícula Biliar para poner en acto su potencialidad.

Se necesitan más constataciones aun, pero ya hemos visto cómo en varios casos, Larch ha ayudado a fortalecer el Riñón.

El miedo al fracaso, característico de Larch, drena Energía al Riñón, tendiendo a eternizar el estado. El abatimiento afecta al Hígado y al Pulmón generando fácilmente estancamiento de Energía.

Cuando se ha heredado un Vesícula Biliar, un Hígado, y un Riñón poco potentes es posible estar muy predispuesto a estados Larch.

Comentando a Ricardo: en el Larch que proviene de Mimulus y Centaury podemos encontrar desequilibrios en la Vesícula Biliar, el Riñón y el Hígado. En los que surgen de Scleranthus trastornos de la Vesícula Biliar. Los que lo hacen de Cerato, problemas con el Riñón y la Vesícula Biliar, y en los que vienen de Gentian en el Bazo y el Pulmón.

Cuando se compensa el Larch desde la agresividad podemos encontrar una actividad excesiva del Hígado, en la que no está ausente el Calor, el cual aumenta en forma superlativa la hostilidad. No es raro ver actitudes descalificatorias, despectivas, intolerantes, de querella permanente con el objetivo de autovalorarse venciendo (presuntamente) al otro. Por supuesto que lo dicho no es exhaustivo, es lo que hemos podido observar hasta ahora.

Hagamos un híper resumen: gracias al Hígado generamos un proyecto e iniciamos la acción, la Vesícula Biliar aporta la valentía y la capacidad de decisión para llevarla a cabo, el Riñón sostiene la acción con tenacidad a partir del sentimiento de autoridad y afirmación interior y el Corazón gobierna a la mente coordinando todo el proceso.

En el estado Larch también se necesita pasar del 2 al 3, y ser conciente de que, en la dimensión humana, la unión del Cielo y la Tierra también se da por el hacer, en especial aquel que nos lleva al cumplimiento de la propia misión.

WILLOW

Las primeras utilizaciones de Willow, orientadas por la Medicina Tradicional China, fueron en relación con la Humedad. Contábamos con las aplicaciones del Patrón Transpersonal de Ricardo, con el conocimiento antiguo sobre la Humedad y las relaciones existentes entre las emociones que se encuentran en el estado Willow y las propias de la esfera del Hígado.

Estas emociones alteran la función del Hígado, que impulsa a que todo fluya en el cuerpo, sin interrupciones, en las direcciones correspondientes y a un ritmo regular y armonioso. Es gracias a ella que las emociones pueden mantenerse estables y el espíritu tranquilo.

Los episodios del pasado vividos como traumáticos, sentidos como conflictivos y que no han sido dirimidos también afectan directa y contundentemente a la función mencionada.

Ahora bien, una vez que la Ira retenida, la frustración, la amargura desestabilizan el equilibrio del Hígado, este comienza a fallar en el drenaje del agua y la Humedad; se hace más difícil la circulación de la Sangre que tiende a estancarse y por lo tanto a enlentecerse.

Esta disfunción va a influir en la digestión y la correcta asimilación de los alimentos, afectando al Bazo. Y aquí nos encontramos con la otra forma de generar Humedad presente en Willow.

Y así, como van a ser difíciles los procesos de la digestión, las sustancias que hay que asimilar quedarán dando vueltas sin poder metabolizarse, veremos surgir la rumiación generada por la disfunción del Bazo y el resentimiento, emoción forjada conjuntamente por Hígado y Bazo. El hecho de volver a sentir una y otra vez los sucesos traumáticos (resentimiento) es una forma de ejercer la rumiación.

Comparto plenamente la opinión de Ricardo cuando nos comenta que esta rumiación es el mecanismo más importante para mantener el enfado crónico en Willow, porque la Humedad es uno de los factores que mejor sostiene la cronicidad. Y no solo en cuanto al enfado sino en relación con la totalidad del estado Willow.

Cuando la Humedad se combina con el Calor es más probable que surjan los estados Holly. El Calor empuja para salir y se lleva consigo hacia el exterior a la Ira, que en ese momento sí se manifiesta. También afecta a la piel puesto que tiende a exteriorizarse a través de ella. Entre el Calor y la Humedad se genera una puja en la cual muchas veces gana la Humedad, evitando que el Calor pueda exteriorizarse. Esto aumenta mucho más el aspecto fermentativo. También nos remite a la agresividad pasiva de Willow.

Este volver incesante a los motivos de su desdicha afecta aun más al Bazo, con lo que no solo se ve más entorpecida la digestión sino que otro tanto ocurre con el aprendizaje. El no poder aprender es otra forma de cronificar el estado. Se entiende entonces, por qué no es tan sencillo resolver un estado Willow crónico. Algunos síntomas que podrían estar presentes son: el abdomen hinchado después de las comidas, músculos débiles, miembros con poca fuerza, pocas ganas de comer, cansancio, pesadez del cuerpo, poca memoria, cansancio mental, entre otros.

La Humedad es un terreno favorable para la fermentación. Está muy relacionada con lo oculto y lo latente, es pegajosa y difícil de eliminar, por lo tanto, sigue generando trastornos y los síntomas retornan como lo hacen los pensamientos insistentes.

La claridad mental puede verse disminuida hasta un punto importante si la Humedad afecta al Corazón, apareciendo síntomas como embotamiento, depresión, confusión mental, incoherencia, opresión en el pecho, náuseas, sensación de lleno en el epigastrio, mucosidades que molestan a la respiración.

Si se suma el Calor (lo cual no es raro en presencia de Ira y estancamiento) se verá: ansiedad intensa, aceleración y agitación mental, gran agresividad e insomnio, entre otros. Obviamente, no en todos los casos la evolución será esta. Es una posibilidad dentro de un estadio Willow crónico y avanzado.

El equipo para tratar la Humedad, el estancamiento y las acumulaciones queda formado así: Crab Apple, Chicory, Willow, White Chestnut, Heather, Chestnut Bud, en la primera línea. Larch, Red Chestnut y Honeysuckle vienen luego con funciones diversas, y para otra oportunidad nos quedan algunas más.

Por último, mencionemos algunos de los trastornos y patologías que provoca la Humedad y los desequilibrios de los líquidos orgánicos, no solo porque podríamos encontrarlos en estados Willow, sino porque la esencia puede ser útil para tratarlos. La lista no es exhaustiva.

- Órganos genitales: pérdidas vaginales blancas y pegajosas.
- Eliminaciones: micción difícil, diarreas acuosas o con heces pastosas, orina turbia, mucosidad turbia.
- Piel grasa, enfermedades de la piel con líquidos espesos y de apariencia sucia.
- Articulaciones: limitación de los Movimientos, dolores musculares, de tipo reumático. Pueden agravarse en días lluviosos. El dolor debido a la Humedad es sordo, con hinchazón y en ocasiones, adormecimientos. Los huesos pueden presentar deformaciones.
- Cálculos de Riñón y Vesícula Biliar.
- Nódulos subcutáneos (no todos).
- Hinchazón de ganglios linfáticos.
- Aumento del volumen de la glándula tiroides.

ASPEN

Lo que leerán, seguramente, no resultará novedoso para casi nadie: Aspen es un misterio. Es lo suficientemente inaprensible como para merecer el Patrón Transpersonal de Incorporeidad / Disolución. Pareciera que está en todas partes y en ningún lado.

Después de esta declaración de perplejidad, veamos algunos aspectos en relación con esta esencia.

Según menciona Jordi, la raíz es superficial, y tanto Ricardo cómo Josep coinciden en que a las personas en estado Aspen les falta toma de tierra. Sin agotar el tema podemos hablar de tres raíces en el cuerpo: el Riñón, los pies y la Sangre. Son tres aspectos a tener en cuenta en los trastornos propios de estas personas, puesto que podríamos encontrarlos desvitalizados o siendo fuente de diversos síntomas.

La Sangre es la base material del Espíritu, le da raíz, le permite anclarse al cuerpo. Sin un caudal adecuado de Sangre, el Espíritu tiene dificultades para establecer su residencia en el cuerpo y tiende a flotar. Esto puede percibirse como un ligero mareo o sensación de flotar, incluso como una sensación vaga de miedo, antes de dormirse. También como ansiedad, insomnio, tendencia a asustarse, al sobresalto y a momentos de miedo acentuado e inquietud, entre otros síntomas. Hemos encontrado esta situación en algunos estados Aspen, con diversa intensidad y con más o menos signos de palidez en el rostro, en ocasiones en los labios, que pueden estar algo descoloridos o lisa y llanamente pálidos; también en las uñas que se ven descoloridas, secas y frágiles; los ojos pueden estar secos.

En personas Clematis y Rock Rose también puede observarse lo mencionado. La escasez de Sangre da el sustento material de éstos desequilibrios.

En los tres estados florales pareciera que las personas que los padecen estuvieran en, por lo menos, dos dimensiones a la vez, como a caballo entre dos realidades. Esto, evidentemente, es muy desestructurante. Notamos, que las personas en las que la hendidura de la punta de la nariz es más pronunciada y, por lo tanto, se ve como partida en dos, padecen estados Clematis y/o Aspen muy acentuados y han mejorado apreciablemente al tonificar la Sangre.

Prestar atención a la alimentación, a la eficacia del proceso digestivo, a si hay hemorragias (menstruaciones muy abundantes y largas, por ejemplo), puede ayudar a equilibrar más rápidamente estos estados.

El Pulmón también ayuda a anclar, a hacer terrestre los influjos celestes. Por lo tanto, favorece la materialización y podría estar afectado también. Además su Psiquismo es el más relacionado con la materia y las sensaciones del cuerpo.

Pareciera que la esencia tiene que ver con el proceso por el cual la Energía, desde la no existencia se materializa tomando forma en el mundo de la existencia. Los aspectos de este proceso que no pueden decodificarse ni filtrarse generan síntomas.

También interviene en el proceso inverso, desde la materia hacia lo no manifestado, cuando la sustancia tiende a desintegrarse, evitando que esto suceda.

En verdad, da la sensación de estar conectada con lo no manifestado, desde donde se operan los cambios y situaciones que ocurren en el mundo del ser.

Intentamos su utilización en todos los procesos en los que se necesite regenerar (la vitalidad de las raíces vista en la signatura) junto con Sweet Chestnut. En todo aquello que precede a nuestra entrada en el mundo de lo manifestado y que influirá sobre nosotros (ya Josep dio un ejemplo al hablar de Piscis/Neptuno), enfermedades congénitas (colaborando con Chestnut Bud y Pine).

En los desesquilibrios que no tengan todavía una manifestación constratable en las funciones o tejidos del cuerpo, como esencia de prevención.

Y una aplicación que está muy en pañales, en cuanto a mi experiencia clínica, en los síntomas y trastornos raros, sin una entidad clara, pensados estos como expresiones de lo no manifestado, que en la persona se expresan de un modo patológico porque no pueden hacerlo por otra vía. En general, esto ocurre tanto en personas sensibles y perceptivas como en aquellas cuya estructura no hace lugar a las manifestaciones mencionadas, no las escucha.

Una vez más, la expresión artística nos proporciona una, ayuda invalorable en la expresión de estas fuerzas, que de este modo encuentran un camino para ser manifestadas de manera no racional.

HORNBEAM

Aumentar la cantidad de Energía de que se dispone, estabiliza la mente y la fortalece. Por eso, es una buena ayuda para los estados Hornbeam.

Se puede continuar realizando las tareas, enfrentando aquellas que no cautivan o, decididamente, disgustan, a la vez que se trabaja en la dirección en la cual se desea realizar cambios.

El Bazo cumple un papel destacado en cuanto a producción de Energía se refiere. Después del nacimiento, él y el Estómago son una de las fuentes más importantes de producción de Energía, Sangre y líquidos orgánicos.

La preocupación, el pensar demasiado, las obsesiones, alteran el funcionamiento del Bazo, perjudicando sus funciones, entre ellas la producción de Energía. El usar las capacidades intelectuales durante muchas horas y sin el descanso adecuado, también.

En ocasiones, aumentar un poco el caudal de Energía eleva el tono anímico y físico, permitiendo ver las cosas con más claridad y proporcionando la fuerza necesaria para cambiar.

En algunos tratamientos que no evolucionan, sobre todo aquellos en los que la persona tiene cierta claridad acerca de qué es lo que tiene que modificar, pero no logra hacerlo, tonificar la Energía permite traspasar el límite.

La nostalgia y la ansiedad así como el autocentramiento, también inciden de forma negativa en el Bazo.

Toda la Energía que se llevan las emociones y estados mentales perjudiciales, deja de estar disponible para los procesos de asimilación, nutrición y transporte de los nutrientes a la totalidad de la persona.

Tratar estos estados mentales con las esencias correspondientes (White Chestnut, Crab Apple, Honeysuckle, entre otras) es un modo de ayudar a Hornbeam.

Gentian, mencionada por Ricardo para la negatividad, también actúa en el Bazo, puesto que la falta de confianza y la duda lo lesionan.

Si el Bazo se encuentra en equilibrio, se segregan menos pensamientos, la mente se aquieta. Es más sencillo concentrarse, prestar atención, estar más presente en el aquí y ahora. Se puede dejar de usar el piloto automático.

Algunos síntomas que pueden indicarnos que es necesario aumentar la Energía son: cansancio físico y mental, sensación de debilidad en las extremidades, transpiración espontánea o al realizar poco esfuerzo, menos resistencia a los cambios de tiempo, pocas ganas de hablar, voz sin fuerza, distensión en el abdomen, heces blandas, entre otros.

La actividad del Bazo también nos permite comprender algunas de las aplicaciones de la esencia, indicadas por el Patrón Transpersonal. Este Órgano da fortaleza y tono a los músculos nutriéndolos. Tiene influencia sobre el tejido conjuntivo, se ocupa de nutrir a la totalidad del organismo. Los otros Órganos dependen de su nutrición. Al generar Energía y Sangre puede fortalecer cualquier tejido, pero no solo se ocupa de producirlas, sino que también las hace llegar a donde se necesitan (debilitamiento puntual) por intermedio de los meridianos y los vasos sanguíneos. Su actividad evita la flacidez y está relacionada con la circulación linfática y de los líquidos.

La esencia puede utilizarse también para ayudar en el tratamiento de los trastornos de Humedad y el estancamiento. Mucosidades, dolores articulares, edemas, diarreas, etc. (ver Willow)

Las disfunciones debidas a la Humedad pueden generar pereza. El ánimo se vuelve pesado. Todo tiende a ir hacia abajo y a perder impulso; parece que el momento transcurre a cámara lenta, surge el cansancio.

Otras aplicaciones que estamos corroborando tienen que ver con las hemorragias (con la ayuda de Walnut y Elm) y con los prolapsos.

Para finalizar, no dejemos de tener en cuenta al Pulmón puesto que es otro de los Órganos que generan Energía y podríamos necesitar su ayuda.

SWEET CHESTNUT

La oscuridad y la angustia honda en las que puede sumergirse quien está en un estado Sweet Chestnut nos recuerdan a la profundidad abismal del Agua. Es esa oscuridad tan cerrada que no permite distinguir tan siquiera un mínimo punto de referencia, una ínfima gota de luz en la cual apoyarse para reconfigurar el mundo.

En el territorio del Agua se encuentra el inicio y el fin del ciclo vital; la posibilidad de la vida en estado de latencia. No solo es la oscuridad sino el silencio; lo más parecido al vacío en el mundo manifestado.

No asombra que cuando se contacta con ese estado surja la angustia y la sensación de que llegó el fin.

Realmente, estamos muy mal equipados en las sociedades modernas para un encuentro de tal intensidad. La vida está tan llena de cosas, la mente está tan repleta de ansiedades, pensamientos y todo tipo de contenidos que el impacto es enorme.

Es de tal magnitud la experiencia que suspende la percepción ordinaria y abre una brecha a nuevas potencialidades, nuevas formas de estar en el mundo.

Hablar del Agua es hacerlo del Riñón, que en el ser humano es el sitio donde habita la Energía ancestral, la que heredamos de nuestros antepasados. En términos chinos, podemos llamar al Riñón la fuente del «Cielo anterior».

Lo primero que podemos decir con respecto a Sweet Chestnut es que ese estado exige mucha Energía del Riñón, por eso no es poco habitual que después de estas situaciones sobrevenga un gran cansancio. Es que hay que echar mano de las reservas de Energía profunda. Así es como utilizamos la Energía esencial del Riñón en momentos difíciles y en enfermedades crónicas. Por eso se dice que en toda enfermedad crónica, o situación de vida de cambio profundo y difícil, es necesario tonificar el Riñón.

Una parte importante de los síntomas que surgen en estado Sweet Chestnut agudo, y que ya describió Ricardo, corresponden a desequilibrios de Corazón y de Riñón que resultan afectados por el miedo y el terror que sobrevienen. En esas circunstancias también es tocado el Pulmón. Como consecuencia de lo dicho, se desordena la circulación de la Energía y se altera la dirección de sus Movimientos.

Otro aspecto relacionado con la flor es el de la regeneración. La capacidad de regeneración está a cargo del Riñón. Cuando es necesario reparar tejidos es a él a quien se le pide la Energía. Específicamente, el tejido óseo, las médulas, los dientes, pero también cualquier otro aspecto de la sustancia del cuerpo que lo necesite.

Luego del nacimiento, el Riñón controla los ciclos de desarrollo y crecimiento y podríamos incluir, desde el conocimiento que tenemos de la flor, la posibilidad de los ciclos de cambio. Cada uno de esos momentos de la vida son hitos que constituyen también fisuras por las cuales puede accederse a otros estados del ser, a la evolución.

Algunas de las disfunciones que surgen cuando la Energía ancestral atesorada en el Riñón no puede cumplir cabalmente con sus funciones son: mal desarrollo de los huesos, infertilidad, abortos repetidos, deterioro de los huesos, pérdida de los dientes, caída del pelo, envejecimiento prematuro. En los niños: raquitismo, retraso mental, retraso en el cierre de la fontanela.

La constitución de una persona también depende del Riñón. Cuando esta no es lo suficientemente robusta los síntomas que pueden aparecer son: predisposición a resfríos, gripes y otras patologías externas, rinitis crónica, rinitis alérgica.

Pueden observarse trastornos a nivel mental, como falta de concentración, mala memoria, mareos, sensación de vacío en la cabeza. Y, comúnmente, se altera también la función sexual, se aprecia debilidad en las rodillas, acúfenos y sordera.

No digo que esta miríada de síntomas pueda solucionarse totalmente con la toma de Sweet Chestnut, pero sí hemos observado que en ocasiones, aporta una buena parte de la mejoría. La utilizamos en consonancia con Olive. Y en los aspectos relacionados con la regeneración junto con Clematis y Aspen. Otra aplicación es en las enfermedades congénitas, en este caso, con la ayuda de Pine, Aspen y Chestnut Bud. Tal como comenta Ricardo, nos encontramos en una etapa de investigación y constatación de estos efectos.

BEECH

Como a Josep, a mí también me atrajo lo que escribió el Dr. Bach acerca de Beech: «Para quienes sienten la necesidad de ver más bondad y belleza en todo lo que les rodea...». Y recordé una frase que el maestro budista Thich Nhat Hanh escribió en su libro «*El Sol, mi corazón*»[14]:

---

14 *El Sol, mi corazón. Interdependencia Universo/Cuerpo.* Editorial Era Naciente. Buenos Aires. Argentina

«Ver y amar van siempre juntos», en referencia a la interdependencia de todos los seres, a que la vida de todos los seres es una sola vida. Cuando se logra ver esto se es sobrecogido por la compasión. Los párrafos que siguen en el libro parecen, por momentos un desarrollo de lo que el Dr. Bach escribió sobre Beech.

La Bondad es una de las Virtudes correspondientes a la Madera y en relación con el Hígado. Cuando la Energía del Hígado está equilibrada, la mente está predispuesta de modo natural y fluido a expresar la Bondad. A su vez y, como ya mencionamos en otras oportunidades, cultivar esta Virtud regula el funcionamiento del Hígado. No olvidemos que no solo estamos hablando del Órgano sino de toda su esfera de acción, incluyendo las emociones que le son propias y el Psiquismo.

Evidentemente, si no es posible experimentar la Bondad, la amabilidad, la suavidad (atributos de la Madera) es difícil reconocerlas en las situaciones de la vida cotidiana.

El Psiquismo del Hígado está implicado en varios aspectos relacionados con Beech. Nos impulsa a relacionarnos con los demás, a tener un grado de extroversión saludable y equilibrado. Por el contrario, si no hay una expresión potente de este Psiquismo habrá una tendencia a regresar hacia uno mismo, un sentimiento de estar aislado. De ese modo se favorece efectivamente el aislamiento, generando un sentimiento de desconexión, de separación con respecto a las personas y otros seres vivos. La Bondad, por el contrario, nos lleva a salir de nosotros y, a la vez, a ser más inclusivos, a aceptar más a los otros, su forma de pensar y de vivir.

El desequilibrio de este Psiquismo genera rigidez de pensamiento. Se carece de la flexibilidad indispensable para ponerse en el lugar del otro, lo que además promueve una tendencia a rechazar y sentirse rechazado. Otra vez la división y el aislamiento.

La intolerancia, la irritación, el rechazo, son emociones de la esfera del Hígado en consonancia con las desarmonías de su Psiquismo.

Pueden expresarse en el cuerpo como rigidez en las articulaciones, poca elongación, trastornos de la coordinación (muy evidentes cuando además es necesario coordinar los propios Movimientos con los de los otros, como en los deportes de conjunto), Movimientos rígidos, calambres, contracturas, hormigueos.

También pueden verse alteraciones en la circulación sanguínea y de líquidos, problemas digestivos y hepatobiliares, trastornos en los ojos, cefaleas, insomnio, menstruaciones dolorosas, entre otros.

Un gesto que tiene que ver con la expresión del Hígado es el apretar los puños; en muchos casos se realiza de forma bastante inconsciente, aun durmiendo. Es un indicador interesante hacia las flores de la esfera del Hígado, entre ellas Beech. Las personas en este estado pueden expresar su irritación y contrariedad de esta forma, sumando en ocasiones, el apretar las mandíbulas.

La tensión en el pecho y los brazos, al igual que los signos anteriores, pueden tener relación con la represión de la necesidad de agredir físicamente, de eliminar la tensión que sienten (que puede transformarse en Ira y descontrol), a través del golpe.

En ocasiones, se puede observar rigidez en el cuello, hasta la tortícolis, y hemos visto que puede responder al querer mirar solo para adelante y no a los demás, que acompañan al costado.

La esfera del Pulmón tiene su participación en los estados Beech, en relación con la rigidez, las dificultades para adaptarse al cambio y una tendencia a la crítica y a la perfección que van de la mano de un exagerado y parcial sentido de la Justicia y la Rectitud, Virtudes (cuando lo son) que le corresponden al Pulmón. Los desequilibrios del Psiquismo del Pulmón, pueden generar un movimiento hacia adentro aumentando el autocentramiento y el egoísmo. La tristeza, el pesimismo, la melancolía, el pesar son emociones que podemos encontrar detrás del despliegue Beech.

Es necesario también, tener en cuenta al Bazo y a la Tierra. En primer lugar, porque los desequilibrios que el estado floral Beech crea en el Hígado van a afectar al Bazo, puesto que existe una estrecha colaboración entre ambos Órganos. Asimismo, a las personas en dicho estado no les vendría nada mal desarrollar las cualidades de la Tierra, ser más nutricias, fomentar el crecimiento, prestar más atención a lo que las personas compartimos y tenemos en común. Ser capaz de encontrar lo más sutil y valioso en los otros. Favorecer el equilibrio del Bazo ayuda a cultivar estas cualidades.

Por otra parte, es frecuente encontrar personas en estado Beech que se manejan con gran selectividad y rechazo con respecto a la comida, lo cual, a la larga, termina deteriorando las funciones del Bazo y favoreciendo las alergias alimentarias.

La dificultad que encontramos en Beech para incorporar lo que proviene desde el exterior, transformarlo, asimilarlo y convertirlo en parte de sí, deterioran tanto el proceso digestivo como el de aprendizaje.

En cuanto a las alergias, tan habituales en este estado floral, tienen clara relación con el Hígado y con el Riñón (por ejemplo los Beech que provienen de Mimulus) y pueden expresarse en el terreno del Pulmón, del Bazo y del Estómago.

CRAB APPLE

Como venimos viendo, el campo de aplicaciones de Crab Apple es muy amplio y actúa a muchos niveles.

Comencemos por algunas de las producciones patógenas que se instalan en el cuerpo y que son producidas, por diversos factores, entre ellos las emociones y el Psiquismo.

En general, estamos acostumbrados a utilizar la esencia para limpiar el organismo de cualquiera de estas producciones como las mucosidades, por ejemplo, o cuando la orina está muy cargada con sustancias de desecho. Pero no siempre estamos al tanto de las consecuencias que estas sustancias pueden tener. Conociendo algo más sobre este tema podremos utilizar Crab Apple en situaciones en las que a lo mejor no hubiéramos pensado en ella. Haremos hincapié en aquellas manifestaciones que no son las más usuales.

Algunas de las sustancias mencionadas, provienen de trastornos en la gestión de los líquidos del cuerpo y podemos reconocerlas por verlas o por los efectos que generan.

Entre otros trastornos pueden manifestarse:
- Dolores, nudosidades, abscesos. Trastornos en los ganglios linfáticos.
- Parálisis, hemiplejía, epilepsia.
- Palpitaciones, opresión en el pecho. Vértigos, confusión mental, delirio, síndromes maníacos. Pérdida del conocimiento.

- Náuseas, vómitos, sensación de lleno en la boca del Estómago o como si algo estuviera trabado allí.
- Menos apetito, borborigmos, hinchazón del abdomen.
- El pecho y los costados se sienten llenos; puede haber dolor al toser y/o al respirar.
- Sentir el cuerpo pesado, dolorido, entumecido.
- La lengua puede presentar una capa espesa y/o estar hinchada.

Podrían estar alteradas las emociones y **el Psiquismo del Riñón, el Bazo y el Pulmón**. En ese caso, nos encontraríamos con emociones como tristeza, pesar, abatimiento, desánimo. Nostalgia, ansiedad, preocupación. Miedo, angustia, alguna fobia, entre otras. (Ver el cuadro con Emociones y Psiquismo de los Órganos).

Como vimos en otras flores, cuando se altera el **Hígado** también pueden presentarse sustancias como las que venimos tratando. Los trastornos emocionales son una de las primeras causas de desarreglo del funcionamiento del Hígado.

Por otra parte, cuando **se estanca la Sangre** pueden producirse acumulaciones que generen:

- Dolor, que habitualmente pincha, es fijo, fuerte y puede aumentar por la noche.
- Hinchazones, generalmente fijas. Pueden ser internas y cuando son superficiales, tienen un color violáceo o amarillo verdoso. Al palparlas duele.
- Algunas hemorragias, sobre todo las de Sangre oscura y con coágulos, como puede ocurrir en la menstruación.
- La piel puede presentarse seca, oscura, con grietas, en ocasiones escamas.
- Degradación de los tejidos, localizadas, como por ejemplo, las grangrenas.
- Podemos ver en algunas personas, color violáceo, negro o púrpura en las uñas, la piel, la cara, los labios, a veces en la lengua.

La utilización de Crab Apple en los casos mencionados junto con otras esencias correspondientes, ya sea por vía oral o aplicación local, puede ser de mucha utilidad.

Es recomendable utilizar otras flores que ayuden a movilizar el estancamiento como Chicory, Larch, Willow, entre otras.

En general, podemos aplicar la esencia en todas aquellas situaciones en que nos encontremos con secreciones espesas y turbias (Humedad), como:

- Pérdidas vaginales, heces pastosas, orina turbia, mucosidad turbia, piel grasa, enfermedades de la piel con líquidos espesos y sucios.

En ocasiones, estas secreciones tienen muy mal olor, lo que es casi una indicación especial de Crab Apple.

Aunque ya mencionamos este ítem en otra flor:

- Trastornos en las articulaciones que presenten: limitación de los Movimientos, dolores musculares, de tipo reumático. El dolor debido a la Humedad es sordo y con hinchazón y en ocasiones adormecimientos.

No es sorprendente que las secreciones que venimos mencionando tengan esta característica de suciedad y mal olor. El estado mental y emocional Crab Apple favorece este tipo de descargas.

La Humedad presente en muchos de los trastornos mencionados tiene la característica de ser sucia, impura y pegajosa. Es bastante difícil desprenderse de ella. En el plano emocional estas sensaciones se asocian a la vergüenza, a sentir que hay algo corrupto adentro de uno, a la indignidad, a los pensamientos impuros.

Las ideas fijas u obsesivas son una de las manifestaciones en la mente de este estado pegajoso, así como la pereza, incluso la apatía. Puede haber una cuota considerable de cansancio.

La mente está embotada y, por supuesto, disminuye la concentración y la memoria.

Entre los Órganos, el Pulmón puede verse afectado por la sensación y los pensamientos de impureza y suciedad, así como sus disfunciones puede generarlos. Podrían presentarse pensamientos y sentimientos relacionados con lo divino, lo religioso y también con la culpa; con el asco, con una percepción del cuerpo como mancha del Espíritu y habitáculo de todo tipo de inmundicias, o tan carnal y apegada que la persona se defiende con miedo, rechazo y culpa.

También podríamos encontrar problemas a nivel de la Vesícula Biliar, Víscera relacionada con lo puro, por la pureza del líquido que atesora, que además, emulsiona las grasas.

Tanto la Vesícula Biliar como el Pulmón se relacionan con la Justicia. Las desmesuras en la concepción de esta Virtud generan un campo propicio para la culpa, la sensación de impureza, vergüenza y mancha.

Crab Apple es una esencia de gran ayuda para el funcionamiento de todos los Órganos que cumplen funciones emuntoriales como, por ejemplo, el Pulmón, el Bazo, el Hígado, el Riñón, la piel, el Intestino Grueso, la mucosa respiratoria, entre otros.

LAS NUEVE ÚLTIMAS

WALNUT

Que Walnut evite la pérdida de Sangre y, en mi opinión, de otros líquidos orgánicos no es un tema menor. Los líquidos (incluida la Sangre) otorgan, entre otras cosas, flexibilidad. Sabemos que la capacidad de adaptación depende mucho de la flexibilidad que se posea, en todo sentido. En el caso de la Sangre, es, aun más importante el trabajo de Walnut. La Sangre es el vehículo del Espíritu; es en cierto sentido como un ancla. Además, es la base material de las actividades mentales. Se puede comprender así el papel que juega la Sangre, para poder seguir el propio camino con lucidez, claridad y vitalidad. Esta es una forma de entender algunos aspectos de la acción de la flor.

El Bazo cuenta entre sus funciones la de evitar que se produzcan hemorragias, manteniendo a la Sangre en los vasos. Está, además, implicado en la capacidad de adaptación, aportando la noción de centro, el punto de referencia. Ampliaremos estos aspectos al comentar Chestnut Bud.

La acción de Walnut fortalece la función del Bazo promoviendo la producción de Energía, la vitalidad y la nutrición.

Los líquidos permiten flexibilidad, la sequedad no es un buen estado para adaptarse a los cambios.

Como una parte de la capacidad de adaptarse a los cambios, encontramos la de adaptarse a los cambios climáticos y a los cambios emocionales que propone el entorno. En este sentido, hemos observado que Walnut favorece la acción de lo que en Medicina Tradicional China se conoce como Energía Defensiva.

Por lo tanto, la esencia puede ser utilizada cuando la deficiencia de Energía Defensiva predispone a contraer fácilmente resfríos, gripe y otros trastornos relacionados con los factores climáticos. Esto mismo vale en los dolores articulares, con o sin inflamación, que son agrupados bajo el nombre de reumatismo.

Con respecto al «clima emocional» que nos rodea, es muy conocida la acción de la esencia en cuanto a que este entorno no nos influencie por demás, y a tal punto que nos lleve a apartarnos de nuestro propio centro y camino.

Una de las cosas importantes para encontrar y seguir con persistencia el propio camino es cultivar el centro. Mantenerse en consonancia con el propio centro evita que las influencias externas nos despatarren por doquier.

Las transformaciones del entorno, tanto climáticas como las ocurridas en las relaciones interpersonales, deben encontrar su adaptación equivalente en el ser humano, si esto ocurre es la salud, de lo contrario la enfermedad es un visitante asiduo.

El cambio y la adaptación exigen la acción del Pulmón y el Bazo que, además, proporcionan la Energía para el proceso.

Es un clásico de la Medicina Tradicional China decir «El hombre y el Universo están en correspondencia recíproca»

El nogal, para seguir su propio camino y desarrollarse, necesita, como nos comenta Jordi, mantener a raya a otras especies que podrían crecer a su alrededor.

Vuelvo aquí sobre un tema ya mencionado: el de la vulnerabilidad.

¿Cómo encontrar otras formas de mantenerse íntegro y fiel a sí mismo que no sean relegando completamente el ejercicio de la agresividad o apelando a una agresividad casi extrema?

No es raro observar que una gran agresividad puede ser una de las formas de defenderse que utilizan las personas vulnerables.

Siguiendo lo que aprendimos con la signatura, podríamos decir que la toma de la esencia favorece la capacidad de saber cuándo inhibir la acción de los otros sobre uno mismo y cuándo no. Y esto hecho desde una posición de fortaleza interna.

El Pulmón es uno de los Órganos que nos proporciona capacidad de adaptación a los cambios. Con este Órgano está relacionada la Energía defensiva que mencionamos anteriormente.

En parte, depende del estado del Pulmón el grado de vulnerabilidad que poseamos con respecto a las influencias emocionales del entorno. Si este Órgano ésta débil, la sensibilidad puede ser muy aguda, las emociones del medio influyen de tal modo que pueden generar síntomas físicos como cefaleas o trastornos digestivos, por ejemplo.

Cuando nos enfrentamos a cambios que no podemos gestionar puede afectarse el Pulmón. Un ejemplo de esto ocurre cuando al poco tiempo del fallecimiento de un ser querido, la persona se resfría, pudiendo llegar incluso a padecer trastornos más severos y crónicos en relación a este Órgano.

La constancia, la voluntad, la capacidad de persistir en el propio camino sin desvíos son atributos que nos lega el Riñón. El equilibrio de estos atributos nos permite evitar que seamos expelidos fuera de nuestra ruta por las opiniones de los otros, nos ayuda a modular el miedo a equivocarnos y a no quedar a merced de la falta de claridad en relación con nuestra particular tarea en este mundo.

Contrariamente, un exceso de estas Virtudes las convierte en defectos, con lo cual quedamos más o menos inhabilitados para los cambios y la apreciación de los puntos de vista de los otros. Y esto ocurre incluso cuando recibimos consejos que nos iluminan nuestro propio camino.

Para finalizar, un comentario desde la dietoterapia de la Medicina Tradicional China.

Comer nueces fortalece el Riñón y el Cerebro. Es uno de los alimentos que utilizados regularmente confiere longevidad. Nutre la Energía vital, la Sangre, el Hígado y el Riñón. Lubrifica tanto los intestinos como la piel.

Hay que tener la precaución de no utilizarla si se tiene Calor interno importante, flemas y Calor o deposiciones sin forma o líquidas.

CHESTNUT BUD

Coincido con Ricardo y Josep en la universalidad de la aplicación de Chestnut Bud. La vida está plagada de situaciones de aprendizaje y cambio.

Así de extensivo es el aprendizaje mismo, el cual realizamos con la totalidad de nuestro ser: desde los Órganos internos, los de los sentidos y las células hasta los aspectos más sutiles e inmateriales. Cada milímetro de nosotros está expuesto al cambio y al aprendizaje.

El Bazo controla las funciones del Intestino Delgado y el Intestino Grueso. Incluyendo al Estómago, su compañero de equipo, estamos ante lo más granado del sistema digestivo. La asimilación, digamos, es una de las especialidades del Bazo.

Y hablamos de asimilación en un sentido amplio: asimilación de nutrientes, de información, de emociones... Podemos referirnos a la capacidad para elaborar y transformar, lo cual significa aprovechar lo sutil y convertir los alimentos, la información, las experiencias, etc., en una parte de nosotros.

Y a la vez nutrirnos. Evitando así la inanición afectiva de experiencias y emociones y posibilitando que lleguen a todo nuestro ser.

Estar atentos a no cometer los mismos errores implica la capacidad de elaborar, extraer y leer lo sutil. Interpretar, sacar conclusiones y guardar todo en la memoria. Este registro de las experiencias es una función del Bazo.

Estar distraídos, no observar, no poder concentrarse son trastornos relacionados con desequilibrios del Órgano.

El proceso de aprendizaje está muy relacionado con el proceso digestivo. Se trata de una permanente separación entre lo sutil y lo más denso, lo que implica una capacidad de refinar y discriminar, para finalmente hacer que lo que era externo pase a formar parte de uno, quede integrado y nos nutra.

Las funciones digestivas actuando armónicamente nos ayudan a darnos cuenta de qué es esencial para nuestro aprendizaje, qué necesitamos integrar en nosotros mismos y qué eliminar.

Cuando no es así, se manifiestan las repeticiones como intentos de comprender, de volver a examinar, a vivenciar. Cada repetición es una oportunidad más para dejar de lado la torpeza que no percibe ni discrimina y entender, con las emociones, los sentimientos, el intelecto las sensaciones, el cuerpo...

Regurgitar, «repetir» la comida pueden ser formas de expresar que no se está pudiendo elaborar, comprender; en suma, asimilar y aprender. Son indicadores que apuntan a investigar estados Chestnut Bud y White Chestnut. En este estado, también pueden suscitarse diarreas (con alimentos sin digerir incluso), relacionadas con la poca Energía del Bazo y con la forma acelerada en que se procesan las situaciones. No se llega a diferenciar y aprovechar lo que nos nutre y se expulsa también. Se puede entender así lo favorable que es unir la acción de Scleranthus, Impatiens y Chestnut Bud para impulsar tanto el proceso de aprendizaje como el digestivo.

¿Qué ocurre cuando no podemos asimilar, en el sentido amplio que le estamos dando a la palabra? Se acumulan situaciones sin resolver, sustancias, todo se enlentece y se hace más pesado. La mente está densa, abombada. El abdomen también se abomba, puede estar hinchado, sobre todo, después de las comidas.

Se forman sustancias que pueden convertirse en patógenas: mucosidades, flemas, líquidos turbios y pesados. La circulación de la Sangre y la Energía se obstruye.

Se genera un estado que predispone a la cronicidad. Queda establecido el círculo para que la repetición se eternice y la capacidad de comprensión y elaboración merme considerablemente.

La flor puede poner límite a la situación, favoreciendo notablemente las funciones del Bazo. Esto es de gran importancia puesto que si no, se carece de la base para generar vitalidad y defensas, pudiendo surgir una vulnerabilidad a las influencias del exterior. Este es un terreno en común entre Chestnut Bud y Walnut.

Como adelantáramos al referirnos a Walnut, el Bazo participa en la capacidad de adaptación, no solamente por «dar» centro y punto de referencia, sino por su relación con los líquidos. Los metaboliza y transporta, evitando que se acumulen. Decíamos que la sequedad no es aliada de la adaptabilidad, pero tampoco lo es el exceso de líquidos, que nos torna demasiado pesados como para cambiar, demasiado pegajosos, lentos y apegados a las costumbres. El exceso de líquidos y sustancias nos vuelve perezosos.

Sin asimilación no hay aprendizaje. Aprendemos, realmente, cuando integramos a la totalidad del ser lo incorporado y podemos poner en acción, en el momento que nos sea necesario, lo que hemos aprendido. Lo que venimos comentando tiene su importancia en los traumas. Si no se pueden comprender, asimilar e integrar se viven una y otra vez con todo su cortejo de dolor, colocando al cuerpo y la mente en la misma situación de alerta, estrés y desgaste.

Todo aquello que se repite obsesivamente decrece la Energía del Bazo, la cual no estará disponible para aprender y digerir.

Cuando no hay aprendizaje ni asimilación, merma considerablemente la Energía. Puede notarse en el cansancio, el enflaquecimiento, en la debilidad muscular (que puede llegar hasta la atrofia), la respiración corta, los prolapsos, las hemorragias, las anemias.

La esencia puede ser utilizada para acrecentar el caudal de Energía y tender a enriquecer la Sangre en cantidad y calidad.

Si bien nos hemos centrado en distintos aspectos del Bazo, es necesario recordar que todos los Órganos intervienen en el aprendizaje.

Como menciona Ricardo, es de notar el papel integrador que cumple la esencia. Su uso en una fórmula amalgama la acción de las otras flores, une y da coherencia. Funciones similares son posibles en el Movimiento Tierra al cual pertenece el Bazo.

RED CHESTNUT

Mucho de lo que hemos comentado con respecto al Bazo, se aplica a lo que ocurre cuando se necesita la acción de esta flor. El Psiquismo del Órgano, cuando está en equilibrio, aporta lo que ya mencionó Jordi en cuanto a la capacidad de reflexionar con lógica y comprensión, aun en situaciones difíciles. Esto mismo evita que el miedo se torne tan excesivo que domine los sentimientos y las acciones.

La Confianza y la Fe son Virtudes que las personas en estado Red Chestnut necesitan cultivar. En verdad, al estar relacionadas con el Bazo, cuando se cultivan, mejoran su funcionamiento. Lo cual, por si mismo, es muy beneficioso para tratar los estados relacionados con Chestnut Bud, White Chestnut, Honeysuckle, Holly, Mustard, Gentian, Gorse, para mencionar algunos en los que vimos beneficios más claramente.

Como adelantaron Jordi, Ricardo y Josep, tanto la persona que teme y se preocupa, como aquel que es objeto de esos sentimientos pierden parte de su libertad, dificultándose su desarrollo, aprendizaje y crecimiento. Podríamos encontrar en ambas personas trastornos relacionados a las mucosidades, flemas y sustancias viscosas que ya mencionamos en Chestnut Bud y White Chestnut. Dichas sustancias son pegajosas, densas, pesadas, obstruyen y enlentecen. Pueden provocar dolores, sensación de pesadez, ahogos, dificultades digestivas y embotamiento.

En algunos casos, las sustancias señaladas, al acumularse en el interior, así como el estado general de estancamiento que afectará a la Energía del Hígado, pueden provocar Hipertensión Arterial.

En presencia de personas que durante su infancia han sido criadas por adultos con características Red Chestnut, no está de más observar cómo se manifiestan las emociones, Psiquismos y territorios corporales relacionados con el Riñón y el Hígado. Si bien estos aspectos no son excluyentes, dependiendo de las características constitucionales del niño, pueden verse afectados uno, otro o ambos Órganos y su esfera de acción.

Cuando el mundo, incluso el espacio de la propia casa, es vivido como peligroso se mantiene en alerta permanente la Energía del Riñón que tenderá a agotarse y hasta colapsarse frente a situaciones con grados altos de estrés. Las glándulas suprarrenales también estarán sobreexigidas. Estaremos frente a situaciones Olive y Centaury con una raíz antigua y profunda.

El Hígado puede verse perjudicado, puesto que otras formas de reaccionar ante los peligros del mundo podrían ser: la aguerrida e iracunda o la de sobrellevar el miedo con la ayuda de la Ira. En otras personas, la Ira surge como consecuencia de la persistente restricción de la libertad, acompañada de la frustración que ello conlleva.

El estado Red Chestnut puede estar sostenido por deficiencias del Riñón. El miedo es la emoción principal de la que surgirá la preocupación y la angustia. Como comenta Ricardo, hay que tener en cuenta Mimulus, Chicory y otras formas en que pueda presentarse el miedo y la angustia.

Es posible encontrar, sosteniendo la situación Red Chestnut, un desequilibrio del Psiquismo del Bazo en el cual se puede observar: angustia, preocupación, temor, aprehensión, una exageración de las emociones y de lo que se está viviendo, melancolía, trastornos digestivos, mucosidades y localización de la angustia en la zona epigástrica y abdominal.

Esta flor puede asociarse con Willow para favorecer la eliminación de mucosidades y flemas. Otras esencias útiles para trabajar estos trastornos del metabolismo de los líquidos son Crab Apple, Chicory, White Chestnut y Heather. Chestnut Bud colabora en la metabolización de dichas sustancias.

WHITE CHESTNUT

Un primer señalamiento ineludible acerca de esta esencia es que el estado mental que ella trata afecta de forma directa al Bazo. La actividad mental incesante, repetitiva, que se manifiesta en estas situaciones consume la Energía de dicho Órgano. O puesto de otra forma: la Energía del Bazo es la que permite ese tipo de actividad mental.

Además, el desgaste mental que se produce es una forma de drenar Energía Esencial.

Cuando se altera el Psiquismo del Bazo la mente se puebla de ideas fijas, de preocupaciones numerosas y decididamente obsesivas. Es evidente que, al estar «llena» de este modo, difícilmente queda lugar para prestar atención al entorno, o realizar cualquier otro tipo de actividad que requiera una participación clara y presente.

¿Qué podemos decir de la posibilidad de aprender?... ¡está seriamente comprometida!

El resultado de semejante desgaste energético podemos verlo en síntomas como cansancio, deposiciones blandas, falta de apetito, distensión en el pecho y en el abdomen, vértigo, insomnio o sueño agitado, palpitaciones, disminución de la memoria, astenia mental y adelgazamiento. Frente a la presencia de algunos de estos trastornos es conveniente conversar con el paciente acerca de posibles estados White Chestnut.

El proceso digestivo es uno de los más afectados y por lo tanto, se ve alterada una de las fuentes de producción de Energía. El exceso de pensamiento circular produce el estancamiento de la Energía, sobre todo, en la parte media del cuerpo.

Así, también la persona se siente estancada, con la sensación de no poder avanzar, pesada.

Este estancamiento de Energía puede, posteriormente, desequilibrar al Hígado, surgiendo estados emocionales de ofuscación, enojos, Ira, frustración, entre otros.

Otra de las emociones que podríamos encontrar es la nostalgia, la cual puede acompañar a los estados mentales que afectan al funcionamiento energético del Bazo (Red Chestnut, Chestnut Bud, White Chestnut, entre otros).

Por otra parte, la misma poca disponibilidad de Energía va preparando el camino para el aburrimiento y la apatía.

El estancamiento de Energía, junto con las dificultades a las que se ve sometido el Bazo, puede generar flemas y mucosidades. Como mencionamos en Chestnut Bud comienzan a acumularse distintos tipos de sustancias densas. Por las mismas características del estado repetitivo y acelerado de la mente, la formación de estas sustancias puede ser más rápida cuando se trata de White Chestnut.

Una vez que hay flemas y mucosidades, la mente pasa a un estado de embotamiento más severo. Se pierde aun más la claridad, constituyendo todo lo dicho la base para que el estado se eternice. La cronicidad a la que hace referencia Ricardo y el Dr. Vorah, en parte se apoya en este mecanismo patológico. En muchas ocasiones no resulta nada fácil librarse de estas sustancias densas y ellas mismas son el caldo de cultivo para diversas patologías.

La cronicidad que genera el estado Chestnut Bud está, como han dejado claro mis compañeros, muy relacionada con las dificultades para aprender las lecciones que la vida nos propone. White Chestnut, probablemente, se refiere más a un mecanismo para que la cronicidad se instale y se manifieste.

Mencionamos más arriba que la Energía esencial puede verse mermada como consecuencia de la situación en la que se encuentra una persona en estado White Chestnut. Después del nacimiento, el Bazo es el gran responsable de la nutrición en todo sentido. Al generarse deficiencias de este Órgano, la Energía que adquirimos gracias a su actividad, no alcanza para cubrir las necesidades del día a día. Comienza a ponerse en juego la Energía esencial, afectándose también la Energía y el funcionamiento del Riñón. En toda situación de cronicidad es importante observar qué ocurre con el Riñón y su esfera de acción (Psiquismo, emociones, territorios corporales, etc.).

En algunos desequilibrios del Psiquismo del Pulmón nos encontramos con estados obsesivos donde la mente se dispara en pensamientos como una forma de poder adaptarse a los cambios de la vida.

La ansiedad, mencionada por Ricardo, influye en el Bazo, el Riñón, el Pulmón y el Corazón, entre otros Órganos. Cuando se lleva bastante tiempo padeciéndola, podemos encontrarnos con síntomas como: rostro pálido y sin brillo, al igual que los labios y las uñas, palpitaciones, insomnio, respiración corta, lasitud, transpiración espontánea, poco apetito, para mencionar algunos de los más característicos.

Es interesante tener en cuenta la relación existente entre los estados de preocupación, angustia, irritabilidad y ansiedad y el nivel de glucosa en Sangre. Las disglicemias (subidas y bajadas relativamente abruptas de la glucosa en Sangre) suelen estar en la base de estos trastornos a tal punto que es muy conveniente la regulación de este desequilibrio para favorecer la efectiva acción de las Flores. Los cereales integrales cumplen a tal efecto un papel preponderante.

HOLLY

Jordi llama nuestra atención acerca de lo delgada que es la corteza del tronco de Holly, situación que es compensada por ramas y espinas como forma de protección. Esta configuración nos recuerda, que uno de los caminos que pueden tomar las personas vulnerables es el de la agresión. Gente con gran sensibilidad como es el caso, por ejemplo, de personalidades Rock Rose, que por diversos motivos no logran encontrar otra forma de sentirse seguras.

Construyen así una percepción del mundo basada en el ataque y la defensa que les permite incluso ocultar para si mismos la sensación de fragilidad que los embarga.

Si nos referimos a los Órganos, el Hígado es quien lleva la responsabilidad de proporcionarnos un sentido equilibrado de la agresividad. Podemos así disponer de la fuerza necesaria para vérnoslas con los obstáculos, establecer límites, enfrentarnos a las posibles amenazas. Mientras la capacidad de exteriorización que nos proporciona la Energía del Hígado se encuentra equilibrada, podemos establecer planes de acuerdo a una estrategia reflexionada y organizar la vida cotidiana. Las emociones se manifiestan armónicamente. El trato con las otras personas es amable. El mundo se vive como un lugar con posibilidades para realizar y comunicarse. Habitualmente, se puede mantener una apreciación bastante imparcial, lo que nos permite tomar decisiones justas, con un sentido de la proporción aceptable.

Bajo el dominio de la Ira las cosas cambian.

La Ira no solo es una de las emociones más destructivas y devastadoras; tiene además un efecto altamente desorganizador. Irrumpe de modo brutal y desordena. Por supuesto, que da por el suelo con el juicio imparcial y justo, así como con cualquier vestigio del sentido de la proporción.

La tendencia a los estados iracundos altera notablemente el armónico funcionamiento del Hígado, lo que aumenta la confusión, el desorden y la desorganización. Desde ese paisaje emocional es casi imposible mantener el centro y las decisiones que se toman, así como las acciones que se llevan a cabo suelen empeorar mucho el panorama.

La Energía es impulsada violentamente hacia arriba cuando la Ira se adueña de la persona. Se produce entonces un exceso en la parte superior del cuerpo evidenciado por vértigos, rostro rojo, molestias en los ojos y coloración rojiza de los mismos, disturbios en la audición, tensión en los músculos trapecios y en los del cuello. No es lejana la posibilidad de que se eleve la tensión arterial. Si la Sangre sigue a la Energía, se produce una marcada congestión en la cabeza, corriéndose el riesgo de sufrir un accidente cerebro vascular.

Evidentemente, las disfunciones del Hígado, predisponen a los estados iracundos, al desborde y a las dificultades para mantener el control de sí mismo. Se altera el equilibrio en el ejercicio sano de la agresividad y la capacidad de aquilatar las intenciones de las personas. Se desarrolla una tendencia a rechazar y a provocar el rechazo de los demás hacia sí.

La Bondad no puede manifestarse, inhibiéndose así la Virtud que el Hígado nos dona. Esta Virtud es la que confiere a nuestra autoafirmación un sentido, de los demás que no sea lesivo.

El Bazo (no olvidemos que en MTCH incluye al Páncreas), el Estómago y las funciones digestivas se ven claramente alteradas por los sentimientos irascibles, pudiendo presentarse hipo, eructos, vómitos, diarreas con alimentos sin digerir, edemas, hinchazón.

El Riñón es otro de los Órganos afectados por la Ira, manifestándose entonces trastornos como miedo, pérdida de memoria y debilidad lumbar.

Gran parte de las emociones que se sienten en estado Holly en desequilibrio se corresponden con el grupo de emociones que afectan al Hígado; a su vez, estas emociones surgen cuando el Órgano se altera.

Holly puede utilizarse cuando se está en presencia de Calor. Ricardo nos comentó acerca de su capacidad de acción en inflamaciones agudas.

Veamos algunos indicadores generales de Calor: agitación, enrojecimiento, sed, estreñimiento, orina escasa y oscura, fiebre, sensación subjetiva de Calor, los trastornos se mejoran por el fresco. Las mucosidades son amarillas, verdosas. Puede haber sequedad. El gusto amargo en la boca nos indica que el Calor afecta al Hígado.

En cuanto a las emociones que pueden manifestarse, en relación con el Calor, destacan: la irritabilidad, la agresividad, la inquietud (incluso física, al estilo Agrimony), el nerviosismo y la tensión general. En casos de Calor intenso es posible que se presente una fuerte angustia.

En el estado Holly negativo puede generarse Calor, que afectará al Hígado y al Corazón. En el primer caso la Ira, la irritabilidad y la agresividad aumentan marcadamente su intensidad. En el segundo se afecta, entre otros aspectos, la mente, verificándose agitación e insomnio, pudiéndose llegar a manifestarse delirio verbal.

Es importante notar que el Corazón también se ve seriamente afectado por la Ira.

Otro grupo de trastornos que puede provocar el estado Holly prolongado son los mareos, vértigos, temblores, convulsiones, tics, pérdida del equilibrio y entumecimientos, entre otros.

El Psiquismo del Hígado está relacionado, entre otras cosas, con la capacidad de relacionarse con los otros. Al desequilibrarse este aspecto, se tiende a sentirse aislado, a replegarse sobre sí. Como mencionamos antes, a rechazar a los demás y a sentirse a priori, excluido. Este estado y las emociones que lo acompañan instalan una situación claramente opuesta, en términos de Bach, a la unidad. Lo que podríamos llamar Separatividad, sentido exacerbado de la discriminación, pérdida de la conciencia del origen común de todos los seres.

El problema es que el camino de la evolución espiritual requiere ejercer el sentido de comunidad, de viajar hacia allí con todos. No se puede caminar en solitario. El individualismo, cualquier forma de sentirse asilado, es un contrasentido.

La esencia ayuda al Hígado a realizar el difícil equilibrio entre la individualidad y la pertenencia a una totalidad que nos trasciende.

HONEYSUCKLE

Tener como punto de referencia el pasado (como nos comenta Ricardo) es una forma de estancamiento. Todo estancamiento afecta a las funciones del Hígado, es decir, que podemos tener en cuenta todos los aspectos relacionados con este Órgano cuando trabajamos con personas en estado Honeysuckle; aunque el Órgano que se va a afectar más certeramente es el Bazo.

Comencemos por lo que ocurre cuando la nostalgia es una de las emociones predominantes. Esta emoción tiende a anudar la Energía. La del Bazo se ve bloqueada, lo cual genera trastornos digestivos. Son usuales síntomas como adelgazamiento, disminución del apetito, abombamiento del abdomen, especialmente luego de comer, heces blandas, cansancio. Cuando está perturbado el Psiquismo del Bazo es fácil que se presenten estancamientos de diversa índole. Uno de ellos consiste en el aumento de la obsesividad y en el apego a las experiencias del pasado.

Cuando esto sucede hay una gran cantidad de Energía ligada a los recuerdos y utilizada en el proceso de evocarlos. Como comentábamos en otra oportunidad, la misma Energía que el Bazo posee es la que se utiliza en los procesos digestivos, de aprendizaje, de asimilación de las experiencias y también del pasado. Al estar la mente fijada en él, gran parte de la Energía disponible va a parar allí quedando descuidados los procesos digestivos. Podríamos decir que la actitud Honeysuckle es, en un sentido amplio de la palabra, una forma de desnutrirse.

Otro aspecto de la perturbación del Psiquismo del Bazo es que las cosas ocurren más en la mente que en la acción del aquí y ahora. Los músculos son uno de los tejidos perjudicados puesto que pierden el cuidado y la nutrición que habitualmente las funciones del Bazo le proporcionan. No es casual que estos tejidos se afecten puesto que son menos utilizados.

Los labios secos o algo descoloridos pueden ser un indicador que nos lleve a investigar estados Honeysuckle, si bien estos signos no están unívocamente relacionados con esta esencia.

La acción poco conocida de la esencia que Ricardo puntualizó, nos lleva una vez más al Órgano del que venimos hablando. Como ya vimos, su desequilibrio nos apega al pasado, pero también es parte de la función de su Psiquismo, ejercer la memoria, sobre todo de aquello que hemos aprendido. Seguramente, lo olvidado y no resuelto no se ha constituido aun en un aprendizaje. Comentábamos también que esto ocurría en los traumas, con lo cual en esas situaciones es de gran ayuda la utilización de Honeysuckle.

Como consecuencia del estancamiento y los disturbios relacionados con el Bazo, pueden acumularse los líquidos e ir formándose flemas y mucosidades. El metabolismo incompleto de los líquidos y los alimentos pueden dar lugar a sustancias más densas, como nódulos y quistes. Es sugerente que las flores del Honeysuckle se yergan por la noche, como nos dice Jordi, recogiendo la influencia nocturna y de la luna. Podría ser que la esencia tenga una acción Yin, que por ejemplo, actúe cuando hay Calor. No tengo experiencia al respecto, no había visto el efecto de la flor desde ese ángulo. De todos modos puede quedar como punto de referencia la utilización que hace la farmacopea china de la flor (es la Lonicera Japónica) la cual trata distintos tipos de trastorno de Calor, como enfermedades febriles, forúnculos y diarreas por Calor tóxico.

Al ser uno de los responsables de la capacidad de adaptación, el Pulmón, también es alcanzado por los efectos de la nostalgia y la permanencia en el pasado. Muchas veces se constituye en el depósito de las mucosidades y las flemas, viéndose mermada su Energía y por ende, sus funciones. En las personas de edad, los estados emocionales mencionados, pueden ser el sostén de los trastornos a nivel del Pulmón, que en muchas ocasiones derivan en complicaciones difíciles de tratar.

La nostalgia también aflige al Corazón, pudiendo apreciarse síntomas como: palpitaciones, sueño agitado y diversos grados de dificultad para dormir.

WILD ROSE

Si nos preguntamos dónde encontrar, en el ser humano, la fuente de la capacidad de lucha y regeneración que Jordi describe en relación con Wild Rose, nos remitiremos a la esfera del Riñón.

La voluntad de vivir nos es dada por la Energía del Riñón, expresada a través de su Psiquismo. Se ponen en juego las ganas, la fuerza y la voluntad, a partir de sentir que se tiene un propósito en la vida[15]. Así, el despliegue de los propios recursos toma significado.

---

15 Al respecto, es muy interesante el trabajo de Eduardo Alexander, presentado en su Tesis: «Nutrindo a vitalidade-Questoes contemporâneas sobre a Racionalidade Médica Chinesa e seu desenvolvimento histórico cultural». Instituto de Medicina Social, Universidade do Estado do Río de Janeiro

En el estado Wild Rose no se da esta conexión entre la fuerza con que fuimos dotados, y que tenemos a disposición para vivir, y el propósito de nuestra vida.

Esto es especialmente importante en los casos en que la Energía no es escasa. Para movilizarla, se necesita tener un propósito de vida claro y pleno de significado, el cual funcionará como detonante.

Incluso en las circunstancias en que no se dispone de un caudal importante de Energía esencial, un propósito de vida definido y potente confiere la capacidad de seguir adelante para realizarlo. La vida del Dr. Bach es un ejemplo muy ilustrativo en este sentido.

Cuando el Psiquismo del Riñón está desequilibrado, debilitado, se está sometido a las adversidades y cambios de la vida sin presentar ningún tipo de lucha ni evaluar alternativas. Se carece de impulso, de iniciativa, de motivación.

La persona en estado Wild Rose no se implica en el devenir de su vida. Como menciona el Dr. Bach está abierta a todo tipo de influencias de diversa clase. Se deshabita. Queda sometida a lo que las olas del entorno dictan. Ante esta falta de presencia, hay más posibilidades de que se afecten las funciones inmunitarias. Los Factores Patógenos externos penetran con más facilidad.

Rogelio Demarchi[16] comenta que se pueden observar problemas corporales en las personas en estado Wild Rose, como «… dificultades de elongación y en las articulaciones». Estos trastornos bien pueden ser provocados por la invasión de los Factores Patógenos externos, frío, Humedad, Calor, etc. El estancamiento de Energía, que puede estar presente también, genera dolores.

Por otra parte, los desarreglos de la Energía del Riñón influyen tanto en la salud de las articulaciones como en la eficacia del sistema inmunitario. Vale la pena investigar la presencia de parásitos y otros microorganismos, teniendo presente la posibilidad de infecciones.

Pero, además, la no presencia en la propia vida puede traer como consecuencia el descontrol de los procesos vitales que se encuentran sin coordinación.

---

16 «Flores de Bach. Terapia Floral». CS ediciones. Buenos Aires. 1991

Frente a trastornos que implican el desequilibrio de varios sistemas simultáneamente, podemos tener en cuenta la acción de Wild Rose que podrá estar acompañada de Cherry Plum, Scleranthus, Cerato y Star of Bethlehem.

El Hígado también se ve afectado. Los estados Wild Rose pueden ser consecuencia de los desequilibrios del Psiquismo del Hígado, como generarlos, si tal estado se prolonga en el tiempo.

El Psiquismo de este Órgano nos da: capacidad para encontrarle sentido a la vida, impulso para la acción y habilidad para planificar la propia vida a partir de la elaboración de estrategias orientadas a desarrollar y llevar a buen puerto el propósito de vida que se tiene.

Cuando esta capacidad se encuentra mermada, disminuye el entusiasmo, los deseos, hay carencia de proyectos y el impulso puede llegar a ser mínimo. El sentido de vida se pierde con posibilidad concreta de sumirse en la depresión.

Una voluntad de vivir potente también necesita del Psiquismo del Pulmón, que comanda el instinto de supervivencia. Cuando se ve afectado, se pierden las ganas de vivir y el desinterés gana terreno.

En el estado Wild Rose se interrumpe el proceso de aprendizaje, pudiéndose encontrar afecciones del sistema digestivo. La falta de Energía y su estancamiento tienden a generar acumulación de Humedad, como ya nos comentara Jordi, a nivel digestivo, complicando la asimilación de los nutrientes y de la Energía sutil de los alimentos, lo que naturalmente generará deficiencias de Energía y Sangre.

Algunos de los síntomas que se pueden observar cuando falta Energía son: astenia física y mental, debilidad en los miembros, vértigos, transpiración espontánea, susceptibilidad al frío y a los cambios de tiempo. También, cuando la carencia es de Sangre: sequedad de la piel, pelo seco, vértigos. Palidez del rostro, los labios, la lengua y las uñas. Palpitaciones. Contracturas. Insomnio. No está de más observar la esfera de acción del Bazo, en relación con lo comentado en este párrafo.

La esencia favorece la recuperación de Energía. Como nos dijo Josep, un buen trío lo componen Wild Rose, Hornbeam y Chestnut Bud para mejorar la asimilación y dar tono a los músculos, cuyo tejido depende de la actividad del Bazo. Las tres flores actúan a nivel de dicho Órgano.

STAR OF BETHLEHEM

El impacto de los hechos traumáticos, así como la totalidad de las emociones, reverbera en el Corazón, aunque el Hígado es otro de los blancos habituales. Este Órgano se ve seriamente perturbado por los traumas y los conflictos que no han sido elaborados y por lo tanto permanecen irresueltos y hacen sentir sus efectos en el sistema energético.

Una de las funciones del Hígado consiste en asegurar la libre circulación de la Energía manteniendo así la armonía de la actividad funcional de las Vísceras y regulando las emociones. Así como esta función estimula la digestión y la asimilación de los alimentos, lo hace con las emociones y las experiencias de la vida.

Las vivencias traumáticas influyen sobre este mecanismo generando, por un lado, lo que podríamos llamar una incomunicación entre los distintos territorios y sustratos del cuerpo y el Psiquismo, y por el otro, favoreciendo el estancamiento y la lentitud de la circulación de la Sangre, los líquidos orgánicos y la Energía.

Se piensa que aquello que la situación traumática provoca es aislado y atesorado en alguna parte del sistema psicofísico y energético con el objetivo de evitar males peores. Es decir, que no se vean afectados los sistemas jerárquicamente importantes, como por ejemplo, el sistema nervioso, el endocrino y el circulatorio, cuyas funciones de percepción, comunicación y regulación son de capital importancia para sostener la vida.

Desde otro punto de vista podemos decir que los hechos traumáticos producen una ruptura en el sistema de representaciones de la persona, provocando un agujero en sus posibilidades de simbolizar. El hecho traumático puede producir, entre otros, tres efectos:

- La desorganización témporoespacial y/o del lenguaje.
- La repetición de los recuerdos o sus sensaciones asociadas, de un modo que la persona no puede controlar.
- El olvido del suceso[17]

Observando lo descripto más arriba, vemos que el Hígado y el Bazo resultan afectados. La repetición indica claramente que las funciones

---

17 Conceptos aportados por la lic. Andrea Rur

del Bazo para asimilar los aspectos más enriquecedores y sutiles de la experiencia, así como su comprensión, resultan desbordadas. Chestnut Bud se convierte (junto con Star of Bethlehem), como lo mencionamos al hablar de esa flor, en una esencia fundamental a la hora de tratar las secuelas de los hechos traumáticos.

La repetición, que es una forma de estancamiento, afecta a la capacidad del Hígado para hacer circular la Energía y regular las emociones.

White Chestnut es otra esencia para utilizar en estas circunstancias. Otra flor que también es útil y actúa a nivel del Hígado y del Bazo es Scleranthus.

La *desorganización*, deja a la persona sin puntos de referencia ni orientación. La acción de Scleranthus y Wild Rose también es de utilidad en los trastornos traumáticos. Scleranthus asiste además en los trastornos del lenguaje que se han producido.

Con respecto al *olvido*, como no se ha podido asimilar la situación, no hay recuerdo. No solamente es un mecanismo de defensa para mantener cierta coherencia psíquica y energética sino que el suceso no tiene una estructura que permita a la memoria actuar. Es como si fuera algo informe que no puede ser reconocido. Star of Bethlehem actúa en estos casos favoreciendo el proceso de elaboración, dando la posibilidad de integrar al Psiquismo las emociones y sensaciones que por su cantidad y cualidad, no lograban hacerlo. El Hígado, gracias a restituir su función de circular y comunicar, permite que el Bazo lleve a cabo la asimilación e integración. Como nos comentaba Ricardo, no necesariamente este proceso se da a nivel de la conciencia.

El desbloqueo que se lleva a cabo permite recuperar la Energía que estaba destinada a sostener el aislamiento de aquello que no podía integrarse.

La acción de esta esencia favorece también el trabajo del **Corazón** de mantener la coherencia de la personalidad y la coordinación del Psiquismo. El hecho traumático puede comportarse como un campo interferente que dé síntomas que aparentemente no tengan conexión con la situación traumática, desorganizando las funciones de los Órganos internos, la circulación de la Sangre y la Energía, lo que tendrá impacto en el Corazón. Este Órgano, además, nos permite comprender de un modo directo, sin necesidad de procesos discursivos. Es, por lo tanto, de importancia a la hora de integrar los sucesos traumáticos. Ya nos ha comentado Jordi sobre la acción de la planta a nivel cardíaco.

También nos dice que contiene cristales de oxalato de calcio, sustancia ésta de la que están hechos un tipo de cálculos que habitan en la Vesícula Biliar y en los Riñones. Podríamos pensar, a título especulativo, que son manifestaciones materiales de la acumulación y estancamiento de la Energía que se produce como respuesta a los hechos traumáticos.

Por otra parte, el agua y la Energía que se atesoran en el bulbo nos recuerdan a las características del Movimiento Agua: el peligro, lo abismal, lo oculto y profundo, pero también una fuente inagotable de recursos, incluso, a veces, desconocidos para la propia persona.

Cuando la situación traumática no es resuelta retorna como ocurre con la planta gracias a lo que atesora el bulbo, al año siguiente. Durante el verano, nos comenta Jordi, queda todo bajo tierra, como si no ocurriera nada. Podríamos decir que la Alegría y el bienestar reinan. Pero en el otoño, cuando todo va tendiendo a interiorizarse, cuando puede hacer su aparición la tristeza (un nuevo hecho traumático o situación difícil), vuelve a emerger.

La acción de la esencia, como nos comenta Ricardo aporta «… claridad mental, vitalidad y fuerza interior», cualidades que surgen cuando el Psiquismo del Corazón se encuentra equilibrado y potente.

Para finalizar, no quiero dejar de mencionar, que es muy importante utilizar esta esencia generosamente, aun cuando en apariencia, la persona haya reaccionado de un modo equilibrado y armónico frente a uno o varios hechos traumáticos, puesto que estas situaciones pueden desencadenar (con demasiada frecuencia, desgraciadamente) enfermedades severas como diabetes, párkinson, esclerosis múltiple y otras. La constitución y el estado de salud previo de quien padece el hecho traumático determinan, en parte, qué tipo de trastorno puede sobrevenir.

MUSTARD

En la actualidad, está mucho más difundida la idea de que la tristeza está asociada con el Pulmón.

Cada emoción provoca efectos determinados en el sistema energético de las personas. En el caso de la tristeza, esta afecta al Pulmón (como ya mencionamos) y al Corazón, generando un agotamiento de la Energía con la consecuente debilidad.

Síntomas como disnea, voz apagada, tos, debilitamiento general son algunos de los característicos cuando esto sucede.

También se puede observar abatimiento físico y moral, debilidad de la voluntad, pereza, suspiros, opresión torácica y llanto.

En las mujeres puede haber trastornos del ciclo menstrual tales como amenorrea y también insuficiencia de Sangre.

El Psiquismo del Pulmón, como mencionamos al hablar de otras flores, nos aporta ganas de vivir y capacidad de adaptación a los cambios. Al no estar en equilibrio, disminuye notablemente el deseo de sumergirse en la vida, y la posibilidad de adaptarse a los cambios exige cada vez más trabajo y Energía, en vez de fluir sin esfuerzo.

La tristeza y la pena son dos emociones que toman un gran protagonismo, ocupando una gran parte del paisaje emocional.

Paso a paso, el desinterés va aumentando. Y la persona se encuentra con un alto grado de vulnerabilidad.

Conforme el equilibrio del Psiquismo del Pulmón se va deteriorando, se van intensificando la tristeza, la pena, que pueden llegar a convertirse en ideas negras, que rondan la muerte, la tan mentada «oscura noche del alma» a la que hacía referencia Ricardo.

Es que, cuando se afecta el Psiquismo del Pulmón, se pierde la capacidad de interpretar de un modo positivo las pérdidas y las ganancias que ocurren en la vida. Una parte de la oscuridad y la tristeza puede explicarse también porque gracias al Psiquismo de este Órgano podemos apreciar la belleza. Al estar debilitado, se comienza a ver todo gris y feo. El mundo pierde parte de su magia, su brillo y su color. En el caso de Mustard las personas se encuentran repentinamente en el medio de un paisaje de una película de Tim Burton en blanco y negro.

Otro estado emocional, particularmente fuerte, que puede surgir, es el de los celos. Y podemos relacionar esta circunstancia con otra de las regulaciones que realiza el Psiquismo del Pulmón: el equilibrio y la armonía entre la capacidad de poseer y acumular y la de eliminar.

Siguiendo con el Pulmón, no olvidemos que la defensa externa del cuerpo está comandada por él. Cuando se afecta su Energía y su Psiquismo por acción de la tristeza, no es nada extraño que disminuya la capacidad defensiva y de adaptación a los Factores Patógenos externos. De allí que se esté más vulnerable a los resfríos, las gripes y otros trastornos infecciosos de las vías respiratorias, así como también de la piel. Conocemos la acción de la esencia en este sentido.

Este Órgano permite enraizarnos, habitar el cuerpo e implicarnos en la vida. Cuando esto no se logra aparecen muchos de los síntomas que podemos observar en el estado Mustard y que ya mencionamos, como menos deseos de vivir y, en el caso de la depresión, cierta insensibilidad corporal. A la persona deprimida le falta raíz, está como ausente y desconectada del espacio-tiempo presentes, sumergida en sí misma y su sufrimiento.

En ocasiones, puede observarse en las personas que llevan un tiempo bajo el yugo de la tristeza acumulaciones de líquidos, como edemas, muchas veces localizados en la parte superior del cuerpo.

En el estado Mustard es difícil sostener las Virtudes de la Confianza y la Fe, las cuales están relacionadas con el Bazo, Órgano este de gran responsabilidad en la génesis de la Sangre y la Energía, que también se ve afectado de un modo indirecto por la tristeza.

Entendemos así, por qué esta emoción es debilitante. Incide sobre los dos Órganos (Pulmón y Bazo) que después del nacimiento son los de mayor influencia en cuanto a la producción de Energía se refiere.

Cuando el Psiquismo del Hígado pierde fuerza o se ve afectado, la tristeza es una de las emociones que se presentan, generalmente acompañada por suspiros. Se pierde la capacidad de planificar la vida en concordancia con el proyecto vital personal, con posibilidades de llegar a la depresión difuminándose el sentido de la propia vida. Crece notablemente una sensación de aislamiento, de estar atrapado en los límites de sí mismo. Obviamente, el impulso hacia la acción y la expansión queda disminuido de un modo importante.

El estancamiento de la Energía del Hígado puede provocar períodos alternantes de tristeza. Si este Órgano es uno de los más afectados, la tristeza y la depresión pueden ser resultado de la represión de emociones como la Ira, el resentimiento y la frustración.

Jordi hace referencia a la alta composición de azufre que tiene la planta. Este oligoelemento, entre otras acciones, influye en el Hígado, depurándolo.

También Jordi nos comenta acerca del sabor picante. Este sabor lleva la Energía hacia arriba y a la superficie y, además, impulsa a la circulación de la Energía resolviendo los estancamientos. Tiene una acción tonificante y entibia. Vemos que el sabor tiene una acción opuesta a lo que ocurre en la tristeza y la depresión. Cuando estas emociones tienen sus raíces en sentimientos como la Ira es conveniente utilizar el sabor picante con cautela puesto que puede generar Calor aumentando y reteniendo dichas emociones.

Esto no quiere decir que no se pueda utilizar la esencia floral, pero sí es interesante tener en cuenta la relación existente entre el tipo de padecimiento que venimos comentando y flores como Holly y Willow, así como también Vervain, Water Violet y Rock Water, estas últimas orientadas a regular el Calor.

CAPÍTULO 8

CARTAS DE NAVEGACIÓN

Propongo estas Cartas de Navegación como una ayuda de consulta rápida para la práctica cotidiana en el consultorio.

Además de muchos de los datos que ya están en el libro, se agregan los sueños relacionados con los desequilibrios de cada Órgano.

CARTA DE NAVEGACIÓN DEL HÍGADO

Puntos de referencia

ÓRGANO HÍGADO

EMOCIONES
Cólera. Ira.

Irritabilidad. Agresividad contenida. Celos Insatisfacción. Susceptibilidad. Tensión. Impulsividad. Impaciencia. Intolerancia. Extremismo. Nerviosismo. Depresión. Resentimiento. Frustración. Indignación. Animosidad. Amargura. Cólera reprimida

VIRTUDES
Bondad. Benevolencia.

CORRESPONDENCIAS

Cinco Movimientos	Madera
Planeta	Júpiter
Dirección	Este
Color	Azul verde
Clima	Viento
Estación	Primavera
Momento del día	Alba
Etapa de desarrollo	Nacimiento. Engendrar
Órganos	Hígado
Entrañas	Vesícula Biliar
Órganos de los sentidos	Ojos
Sentidos	Vista
Fluidos	Lágrimas
Sabores	Ácido
Tejidos	Tendones
Se manifiesta	Uñas
Expresión	Grito
Emoción	Ira Irritabilidad
Aspectos psíquicos	Hun
Olores	Rancio

Modos de reacción	Contracción de puños
Esfuerzo	Abuso ocular

HIGADO, SU FISIOLOGÍA EN MTCH

DRENAJE Y DISPERSIÓN

Libre circulación de la Energía, equilibrio del mecanismo de la Energía, por esto armonía de la actividad funcional de las Vísceras. Regularización de emociones. Estimulación de la digestión y asimilación de alimentos, al favorecer los Movimientos de ascenso y descenso de Bazo y Estómago. Producción de bilis. Evita estancamientos de Sangre, Energía y líquidos orgánicos. Regularidad de Chong Mai y Ren Mai.

ALMACENAMIENTO DE LA SANGRE

Conserva una cantidad de Sangre que lo nutre y ejerce el control del yang del Hígado. Nutre tendones y ojos. Regulariza Chong Mai. Previene hemorragias uterinas. Regulariza el volumen de Sangre según la actividad de cada parte del cuerpo (varía según los esfuerzos musculares, las emociones…). En reposo esta Sangre regresa al Hígado.

PSIQUISMO

- Inteligencia instintiva.
- La astucia.
- El instinto de conservación de la especie.
- La relación con los otros, la extroversión.
- Sexualidad: instinto de reproducción.
- Generación de proyectos.
- Impulso para iniciar la acción.
- Fuerza de la palabra.
- Pulsiones y pasiones.
- Sueños, deseos, riqueza inconsciente.
- Control de la imaginación.
- Elaborar estrategias.
- Encontrarle sentido a la vida.

- Poder planificar la propia vida.
- Importante en el acto creativo.

DEFICIENCIA

Cosas no dichas, no exteriorizadas. Irritabilidad. Ansiedad. Tristeza. Suspiros. Timidez y miedo (insuficiencia de la VB). Dificultades intelectuales para organizar la vida cotidiana. Ausencia de proyectos, disminución del entusiasmo, de los impulsos. Disminución de los deseos Sentimiento de aislamiento, de recogerse en sí mismo. Imaginación pobre. No se puede elaborar planes de acción a futuro. Depresión: pérdida de sentido de vida. Traumas y conflictos del pasado que no se han resuelto (perturba mucho fluir y dispersar). SBE Rigidez de pensamiento.

EXCESO

Cuando hay un exceso de este aspecto se complican las relaciones interpersonales en el sentido de rechazar y ser rechazado. Sueño intranquilo. Sueños de violencia o pesadillas. Proyectos incoherentes y exagerados. Descontrol en las pulsiones. Exceso y descontrol de la imaginación

ANGUSTIA

Espasmos viscerales torácico-abdominales. Episodios de agitación y de cólera. Tensiones musculares, cefaleas, suspiros. Temor a tener algo en la cabeza.

SUEÑOS

Contrariedad y cólera.

Cuando el Hígado está en deficiencia

Árboles, bosques, paseos por bosques, perfumes de champiñones, perfumes de plantas frescas. En primavera, sueño de estar escondido bajo un árbol sin osar levantarse. Soñar que nos toman por detrás.

Cuando el Hígado está en exceso

Se sueña que se está enojado, descontento, con decepciones. Luchas, Ira, juicios.

Vesícula Biliar

Peleas, insultos, humillaciones, herirse, suicidios. Estar con poca ropa en público o caminar con los pies desnudos.

EN EL CUERPO

- Problemas digestivos y hepatobiliares.
- Los trastornos son móviles, erráticos, sin regularidad.
- El dolor es migratorio.
- Problemas en el equilibrio, en la coordinación y la locomoción.
- Se acumulan los líquidos: edemas, mucosidades.
- Hemorragias, tendones debilitados.
- Ojos: Congestión, disminuye la visión nocturna, visión borrosa, ojos secos, disminución de la visión, estrabismo, deslumbramiento, lagrimeo, miopía, expuesto a contraer conjuntivitis infecciosas, alérgicas, secreciones amarillas.
- Uñas: Quebradizas, descoloridas, sin brillo, secas, blandas, deformadas.
- Leucodinias.
- Tórax y Costados (hipocondrios): opresión, distensión, dolor.
- Dolor punzante.
- Bajo vientre: dolor punzante, tumefacción.
- Músculos: Falta de flexibilidad, entumecimiento, disminución de la sensibilidad, espasmos, contracturas, sensación de cuerpo duro, convulsiones, calambres, hormigueo en los miembros, temblores, tics.
- Sensación de pérdida del equilibrio, vértigos.
- Cefaleas, sabor amargo en la boca, sensación de distensión en la cabeza, zumbidos en los oídos.
- Menstruaciones dolorosas.
- Sueño: insomnio, pesadillas.

La cólera, la Ira y emociones afines se ven en el cuerpo

Rostro y ojos rojos. Vértigos. En ocasiones vómitos de Sangre. Si es grave pueden presentarse hemorragias cerebrales, incluso síncopes. Hipo, eructos, vómitos. Diarreas con alimentos sin digerir, edemas, hinchazón. Pérdida de memoria, miedo, debilidad lumbar.

CARTA DE NAVEGACIÓN DEL CORAZÓN

Puntos de referencia

ÓRGANO CORAZÓN

EMOCIONES
Alegría.

Hiperemotividad. Excitabilidad. Alternancia de Euforia y Depresión. Tristeza. Abatimiento. Ira. Ansiedad. Todas las emociones afectan al Corazón.

VIRTUDES
Cortesía. Corrección.

CORRESPONDENCIAS

Cinco Movimientos	Fuego
Planeta	Marte
Dirección	Sur
Color	Rojo
Clima	Calor
Estación	Verano
Momento del día	Mediodía
Etapa de desarrollo	Crecimiento
Órganos	Corazón
Entrañas	Intestino Delgado
Órganos de los sentidos	Lengua

Sentidos	Palabra
Fluidos	Sudor
Sabores	Amargo
Tejidos	Arterias Vasos sanguíneos
Se manifiesta	Pulso Tez
Expresión	Risa
Emoción	Alegría. Susto
Aspectos psíquicos	*Shen*
Olores	Quemado
Modos de reacción	Afligirse-Abatimiento
Virtudes	Cortesía-Corrección
Esfuerzo	Abuso en el caminar

CORAZÓN, SU FISIOLOGÍA EN MTCH

CONTROLA SANGRE Y VASOS

En él se transforma la Energía de los alimentos en Sangre. Impulsa la Sangre. El estado de los vasos depende del *Chi* y la Sangre del Corazón.

RIGE ACTIVIDAD MENTAL Y ESPIRITUAL.

Vitalidad. Expresión de la coherencia general de las funciones del organismo. Aspecto psicológico y espiritual. Conciencia organizadora que se expresa a través de los Espíritus Viscerales. Del *Shen* depende la armonía general de las Vísceras.

PSIQUISMO

- Conciencia. Coordinación del Psiquismo.
- Percepción de nuestra propia existencia. Coherencia de la personalidad.
- Conciencia moral. Capacidad de contener las pulsiones.
- Comprender sin haber aprendido.
- Memoria de los hechos del pasado.
- Aspectos más elevados de la inteligencia.
- El sueño y los sueños.
- Sexualidad: placer mental.
- Claridad mental.
- Serenidad.
- Claridad discursiva.

DEFICIENCIA

Depresión. Timidez. Alteración de la percepción justa de las situaciones. Quejas permanentes. Desestructuración de la personalidad.

EXCESO

Confusión. Incoherencia. Euforia.

SUEÑOS

Reír.

Cuando el Corazón está en vacío

Sueños con fuego, llamas, luchar contra incendios. Humo sobre la montaña. Soñar con viajes. En verano soñar con quemaduras.

Cuando el Corazón está en exceso

Soñar con reírse fuerte y sentir angustia al mismo tiempo. Soñar con ser audaz, reírse del peligro.

Intestino delgado

Soñar con cruces de grandes rutas, grandes ciudades. Soñar con pasajes estrechos.

EN EL CUERPO

- Disfunciones de la regulación de la temperatura corporal.
- Debilidad. Cansancio.
- Alteración del color del rostro: Pálido. Rojo. Violáceo.

- Disfunciones del sueño. Abundancia de sueños.
- Problemas con el habla.
- Dolor y opresión en el tórax.
- Sangre, deficiencia. Rostro pálido. Palpitaciones. Insomnio. Mala memoria. Vértigo. Mala circulación Rostro violáceo. Pulso irregular . Dolor precordial. Dolor punzante.
- Lengua Pálida. Violácea. Dificultades para hablar . Rigidez de la lengua. Afasia.
- Sudor abundante o escaso. Con el mínimo esfuerzo o emoción. Por la noche. Copioso y frío.

La Alegría y emociones afines se ven en el cuerpo
Palpitaciones. Alternancia de risa y llanto. Insomnio. Mala memoria.

CARTA DE NAVEGACIÓN DEL BAZO

Puntos de referencia

ÓRGANO BAZO

EMOCIONES
Nostalgia. Preocupación.

Reflexión. Obsesión. Pensamiento estancado.
Ansiedad

VIRTUDES
Confianza. Fe.

CORRESPONDENCIAS

Cinco Movimientos	Tierra
Planeta	Saturno
Dirección	Centro

Color	Amarillo
Clima	Humedad
Estación	Fin del verano
Momento del día	Tarde
Etapa de desarrollo	Plenitud Transformar
Órganos	Bazo
Entrañas	Estómago
Órganos de los sentidos	Boca
Sentidos	Tacto
Fluidos	Baba. Saliva
Sabores	Dulce
Tejidos	Músculos Carne Cuatro miembros
Se manifiesta	Labios
Expresión	Canto
Emoción	Preocupación Meditación Ansiedad Nostalgia Reflexión
Aspectos psíquicos	Yi
Olores	Fragante Aromático Perfumado
Modos de reacción	Eructar Vomita

Virtudes	Confianza Fe
Esfuerzo	Abuso en la posición sentado

BAZO SU FISIOLOGÍA EN MCH

TRANSPORTE Y TRANSFORMACIÓN

Digestión y metabolismo

Extrae la esencia sutil de los alimentos y las bebidas que recibe el Estómago y las transporta a todo el organismo para nutrir los tejidos

Esta función se manifiesta en dos aspectos: en relación a los alimentos sólidos y líquidos que constituirán la base de la Sangre, la Energía defensiva y el *jing* adquirido. Y en relación a los líquidos transportando y transformando el Agua y la Humedad.

ASCENSO DE LO PURO

La esencia sutil de los alimentos es transportada hacia el Pulmón. El ascenso de la Energía del Bazo sostiene el conjunto de las Vísceras evitando que éstas se distiendan y desciendan.

PRODUCCIÓN Y CONTROL DE LA SANGRE

Participa en la producción de Sangre como consecuencia de su función de transformación. Mantiene la Sangre en los vasos.

PSIQUISMO

- Registro de las experiencias.
- Propósito.
- Aprendizaje.
- Capacidad de estudio.
- Capacidad de reflexión.
- Memoria de lo aprendido. De las adquisiciones.
- Comprensión, memorización, conceptualización, enunciación.

DEPRESIÓN

Poca memoria. Confusión conceptual. Preocupaciones numerosas y obsesivas. Ideas fijas. Timidez. Complejo de inferioridad. Altruismo excesivo.

EXCESO

Obsesividad. Apego a las experiencias del pasado. La mente está ocupada con experiencias e ideas fijas.

ANGUSTIA

Exageración. Rumiaciones. Preocupación. Aprehensión. Temor. Melancolía. Angustia epigástrica y abdominal. Trastornos digestivos. Flemas.

SUEÑOS

- Soñar con problemas.
- Con inmovilidad.

Cuando el Bazo está en deficiencia

Soñar con rocas, abismos. Grandes extensiones de pantanos. Soñar con casas, barridas o destruidas por el Viento y la lluvia. Con tempestades. En el final del verano soñar con construir casas.

Cuando el Bazo está en exceso

Sueños de música y canto. Que el cuerpo es pesado y no puede moverse. Sueños en que uno quiere y no puede ni caminar ni correr.

EN EL CUERPO

- Trastornos digestivos.
- Alteraciones del metabolismo de los líquidos.
- Problemas en los músculos.
- Disfunciones relacionadas al estancamiento.
- Dolor epigástrico. Abdominal.
- Sensación de cuerpo y mente pesados.
- Boca: anomalías en la percepción de los sabores. Boca pastosa. Sabor azucarado.
- Labios: pálidos, secos, sin brillo, agrietados.
- Saliva: salivación excesiva

- Respiración: disnea.
- Digestión y asimilación: disminución del apetito. Abombamiento abdominal sobre todo después de comer. Adelgazamiento. Opresión torácica. Náuseas. Sensación de opresión en la cabeza.
- Heces: blandas. Pastosas. En ocasiones con alimentos sin digerir. Diarreas crónicas
- Líquidos: mucosidades. Flemas. Edemas. Ascitis. Estancamiento.
- Sangre y Energía: Deficiencia; vahídos. Vértigos. Rostro pálido y sin brillo, apagado. Cansancio. Pocas ganas de hablar. Hematomas que se producen con facilidad. Espontáneos. Sangre en las heces. Sangre en la orina. Metrorragias.
- Músculos: debilidad, adelgazamiento, enfriamiento, cansancio en los cuatro miembros.
- Menstruación abundante.

La nostalgia y emociones afines se ven en el cuerpo
Pérdida del apetito. Se distienden el tórax y el abdomen. Vértigo. Memoria deficiente. Insomnio. Sueño agitado. Palpitaciones.

CARTA DE NAVEGACIÓN DEL PULMÓN

Puntos de referencia

ÓRGANO PULMÓN

EMOCIONES
Tristeza.

Preocupación. Aflicción. Melancolía. Pena. Duelo. Inquietud. Ansiedad. Pesimismo. Desánimo. Angustia. Desaliento.

VIRTUDES
Justicia. Rectitud.

CORRESPONDENCIAS

Cinco Movimientos	Metal
Planeta	Venus
Dirección	Oeste
Color	Blanco
Clima	Sequedad
Estación	Otoño
Momento del día	Atardecer
Etapa de desarrollo	Declinación Recolectar Cosecha
Órganos	Pulmón
Entrañas	Intestino Grueso
Órganos de los sentidos	Nariz
Sentidos	Olfato
Fluidos	Mucosidad
Sabores	Picante
Tejidos	Piel
Se manifiesta	Vello
Expresión	Llanto

Emoción	Angustia. Tristeza Inquietud
Aspectos psíquicos	*Po*
Olores	Olor de descomposición animal
Modos de reacción	Tos Expectorar
Virtudes	Justicia Rectitud
Esfuerzo	Abuso en la posición acostado

PULMÓN. SU FISIOLOGÍA EN MCH

RIGE LA ENERGÍA
Aliento (Energía respiratoria) y Energía de todo el cuerpo.

Capta una parte de la Energía externa que proviene del aire. Recibe la Energía de los alimentos metabolizada por el Bazo y el Estómago.

Se forma así el Zhong Chi (asegura la respiración y el ritmo cardíaco). Rige la circulación de la Energía, tiene un papel importante en el equilibrio de los Movimientos de ascenso, descenso, interiorización y exteriorización. Influye en el Movimiento de la Sangre y los líquidos orgánicos.

DIFUSIÓN:
Energía, Esencia de los alimentos, líquidos orgánicos. Descenso: Energía y líquidos orgánicos (hacia Riñón). Purificación: función eliminatoria del Pulmón.

CIRCULACIÓN DE LA VÍA DE LAS AGUAS CON BAZO Y RIÑÓN
Por sus funciones de difusión, descenso y purificación.

PSIQUISMO
* Instinto de supervivencia. Conciencia corporal.
* Introversión. Egocentrismo.
* Voluntad de vivir.

- Capacidad de adaptación a los cambios de la vida.
- Sexualidad: deseo, placer físico.

DEFICIENCIA

Por cambios o acontecimientos brutales importantes en la vida.Ideas negras, de muerte y suicidio. Deseo de venganza. Deseo de irse y abandonar todo. Sin ganas de vivir. Incapacidad de adaptarse al cambio. Tristeza. Pena. Celos excesivos. Vulnerabilidad. Desinterés.

EXCESO

Estado obsesivo. Miedo al futuro.

ANGUSTIA

Suspiros, opresión torácica. Ideas suicidas. Angustia con tristeza.

SUEÑOS

Soñar con llorar.

Cuando el pulmón está débil

Cosas y formas blancas, objetos metálicos, objetos maravillosos de oro. Con fantasmas. Con ejecuciones sangrientas. Soñar con heridas sangrantes, sueños en que se escala. En el otoño sueños de guerra.

Cuando el Pulmón está en exceso

Sueños de duelo, de luto, de tener miedo y llorar. De volar. Intestino Grueso. Se sueña con evacuar el intestino. Con grandes campos. Paisajes agrestes. Desiertos.

EN EL CUERPO

- Trastornos pulmonares y del tracto respiratorio superior.
- Alteraciones de la circulación de los líquidos.
- Problemas en la piel y en las mucosas respiratorias.
- Respiración: Tos, asma, disnea. Respiración irregular. Respiración superficial. Respiración corta.
- Tejidos mal oxigenados.
- Pecho: opresión toráxica.
- Piel: áspera, seca, superficie corporal vulnerable a los ataques de los factores Patógenos externos (Viento, frío, Calor, Humedad,

sequedad, Calor de verano). Poros abiertos (mayor sudoración).

- Inmunidad deficiente.
- Vello: marchitos, secos, sin brillo.
- Líquidos corporales: Se acumulan mucosidades y flemas. Edemas.
- Sudoración excesiva al menor esfuerzo o ausencia de sudoración.
- Poca orina, dificultad al orinar.
- Nariz y garganta: Nariz tapada, pérdida del olfato, aleteo nasal, rinorrea.
- Dificultad respiratoria. Estornudos.
- Trastornos de la garganta: dolor, sequedad, irritación. Infecciones.
- Voz: Débil, apagada, sin deseos de hablar. Ronquera. Disfonía.
- Energía: Astenia, fatiga, cansancio.

La tristeza y el abatimiento se ven en el cuerpo

Respiración corta, opresión en el pecho, voz apagada, tos, debilitamiento general. Ahogos. Pereza, falta de apetito. Palpitaciones. Espasmos, dolores costales. Abombamiento del abdomen, los cuatro miembros están débiles.

CARTA DE NAVEGACIÓN DEL RIÑÓN

Puntos de referencia

ÓRGANO RIÑÓN

EMOCIONES
Miedo

Aprehensión. Fobia. Angustia. Cobardía. Pánico. Ansiedad

VIRTUDES
Inteligencia. Sabiduría.

CORRESPONDENCIAS

Cinco Movimientos	Agua
Planeta	Mercurio
Dirección	Norte
Color	Negro
Clima	Frío
Estación	Invierno
Momento del día	Medianoche
Etapa de desarrollo	Muerte Conservar Almacenar
Órganos	Riñón
Entrañas	Vejiga
Órganos de los sentidos	Oreja
Sentidos	Oído
Fluidos	Saliva espesa
Sabores	Salado
Tejidos	Huesos Dientes
Se manifiesta	Cabello
Expresión	Gemido Quejido

Emoción	Miedo. Locura
Aspectos psíquicos	*Zhi*
Olores	Podrido. Fermentado
Modos de reacción	Temblar. Escalofrío
Virtudes	Inteligencia Sabiduría
Esfuerzo	Abuso en la posición parado

RIÑÓN, SU FISIOLOGÍA

ALMACENAN

Esencia innata más el excedente del adquirido (Esencia de los alimentos que no han sido utilizados para cubrir las necesidades del organismo).

Maduración de las funciones sexuales, fecundidad, crecimiento y desarrollo. Producción de Sangre (médula roja de los huesos, es un aspecto de la Esencia). Inmunidad (por la Esencia).

GENERA LA MÉDULA, EL CEREBRO Y CONTROLA LOS HUESOS
RIGEN AGUA Y LÍQUIDOS

Transporte de la parte pura que va a nutrir los tejidos. Transformación de la parte turbia. Evaporación de los líquidos. Parte profunda del cuerpo. Pulmón regula líquidos en la periferia del cuerpo. Bazo los extrae de la alimentación

RECEPCIÓN DE LA ENERGÍA

Permite que la respiración sea amplia, armoniosa y eficaz.

PSIQUISMO

- Voluntad. Voluntad de vivir. El poder de la voluntad.
- Tenacidad.
- Memoria de los hechos cotidianos.
- Sexualidad: Fuerza, poder y capacidad de reproducción.
- Concluir lo que se inicia a pesar de los obstáculos. Sin desvíos.

- Autoridad.
- Afirmación.
- Determinación.
- La mente puede centrarse en las metas fijadas y perseguirlas con determinación.

DEPRESIÓN

Miedo. Temor. Carácter indeciso y cambiante. Sometimiento a la adversidad. Desánimo fácil y la mente se aparta de los objetivos fijados. Ansiedad. Angustia. Sin voluntad. Pérdida del sentido de la vida. Abulia. Falta de voluntad y motivación son componentes de la depresión mental, tonificar el R mejora mucho el cuadro.

EXCESO

Temeridad. Tiranía. Autoritarismo. Obstinación.

ANGUSTIA

Dificultades cotidianas. Incapacidad de avanzar. Temor, miedo, pavor.

SUEÑOS
Cuando el Riñón está en deficiencia

Sueños de atravesar grandes extensiones de agua con angustia y miedo. Inundaciones y gente ahogada. Árboles y arbustos en el agua o bambúes sumergidos. Soñar con navegar, con estar al borde del abismo. Con precipicios y tener vértigo.

Cuando el Riñón tiene exceso de algún factor

Soñar con no poder desabrochar la cintura, con la columna vertebral rota y no poder unir las dos mitades del cuerpo. El Riñón y la espalda separados perdieron su cohesión.

EN EL CUERPO

- Problemas en la columna vertebral.
- Trastornos del crecimiento y el desarrollo.
- Problemas con la fertilidad, la concepción y el embarazo
- Debilidad física.
- Trastornos de las articulaciones

- Vértigos, deslumbramientos. Amnesia.
- Cabellos: Frágiles, sin brillo, secos.
- Caída. Encanecimiento prematuro.
- Dientes: Sin brillo, secos, descarnados. Caries insistentes. Débiles. Flojos. Se caen.
- Oídos: Sordera. Zumbidos.
- Huesos: Debilidad. Fragilidad. Dificultades en la curación después de fracturas.
- Zona lumbar: Dolor y debilidad.
- Desarrollo: Inmadurez, regresión de la función genital. Esterilidad. Retraso mental y físico en el niño. Envejecimiento precoz.
- Sexualidad: Impotencia, disminución de la Energía sexual. Espermatorrea. Eyaculación precoz. Hiperactividad sexual.
- Sangre: Trastornos en la producción.
- Inmunidad: Disminución de la capacidad inmunitaria.
- Líquidos: Edemas, exceso o disminución de la orina, frecuencia urinaria, goteo luego de orinar, enuresis, incontinencia urinaria, dificultad al orinar.
- Defecación: Estreñimiento. Diarrea de la madrugada.
- Respiración: Disnea, ahogo, asma. Respiración superficial.
- Útero: nutre al feto. Malformaciones.
- Menstruación: menstruaciones irregulares.

El miedo y emociones afines se ven en el cuerpo
- Diminuye la Energía y en especial la del Riñón.
- Rodillas débiles y temblorosas.
- Incontinencia de orina y materia fecal.
- Opresión toráxica. Disnea. Incluso asma.
- Agitación mental y dificultad para dormir

Anexo

MEDICINA CHINA Y MEDICINA FLORAL

Leyendo la obra del Dr. Bach, es posible advertir que la posición que toma frente al hecho de la vida, el sufrimiento, la enfermedad y la curación tiene raíces profundas y antiguas. Implica darle al ser humano un lugar determinado en el cosmos y, por lo tanto, darle también, un significado a la enfermedad y a la curación.

El modo que tiene el Dr. Bach de concebir al ser humano, viviendo su vida en este mundo, forma parte del largo río alimentado por la sabiduría de la India, el Budismo, el Taoismo, el Confucianismo, el Sufismo, las concepciones Hebreas... Es decir, percepciones profundas, expresadas con diferencias más de forma que de esencia según la época y la cultura de la que surgieron.

La Medicina China tiene un desarrollo de más de dos mil años y se ha nutrido principalmente del Taoísmo, cuyos practicantes investigaron múltiples formas de fortalecer y acrecentar la salud, del Budismo y del Confucianismo.

Por eso podemos encontrar entre sus recomendaciones, para mantener o recuperar la salud, aquellas que hacen referencia a aspectos espirituales y emocionales.

Sostiene que, la forma de vivir, de vérselas con los sufrimientos, las alegrías, las decepciones, la ambición y, por supuesto, la posición que se tome frente al sentido de la vida, influyen de modo determinante en la salud y la longevidad.

El ser humano es una unidad en sí mismo, que forma parte de una unidad mayor que es la naturaleza, inscripta a su vez en el Universo.

Veamos algunos ejemplos de distintas fuentes antiguas clásicas.

- La codicia insaciable y la preocupación continua desmedran la Energía esencial, la Humedad y las defensas, por lo que el Espíritu se desvanece y la enfermedad no cura. («Preguntas Sencillas sobre las decocciones Medicinales y las bebidas alcohólicas». Nei Ching).
- Según la MTCH: el carácter es una manifestación íntima de la Virtud de cada individuo.

Solo teniendo un buen carácter es posible controlar los sentimientos, ser pacífico, modesto y prudente, contemporizar y alejarse de la ambición. La persona se adapta en extensión e intensidad a las excitaciones y resiste mejor las enfermedades. Inversamente: el Espíritu, la Energía y la Sangre degeneran y las enfermedades se producirán sin ser llamadas.

- Nei Ching: «Conservación de lo fundamental». «Cuando la persona es pacífica, la mente se concentra, el ánimo es íntegro, la Ira no surge, los 5 zang (Órganos) no sufren por los Factores Patógenos».
- Si una persona tiene un Espíritu noble, no se mortifica por el logro y la pérdida personal, tiene en cuenta solo las cosas grandes, es «tonta» en las cosas pequeñas, y trata a otros con buena voluntad y magnanimidad, puede entonces alcanzar una larga vida.
- Detección, diagnóstico y tratamientos tempranos.

CORAZÓN SERENO.

- C pacífico, ánimo quieto.
- C dulce, concordia de sentimientos.
- C magnánimo, Espíritu satisfecho.
- C cristalino, ojos claros.
- C cansado, días duros.
- C sobresaltado, carne temblorosa.

La serenidad es lo primero que se cultiva para la salud (palabras constantes de un anciano).

LA SERENIDAD SE ADQUIERE:
CULTIVANDO UNA ALTA VIRTUD

- Virtud
- Benevolencia
- Justicia
- No ambición
- Desinterés

ENNOBLECEN EL PENSAMIENTO, ESTABILIZAN EL ESPÍRITU Y ARMONIZAN EL CHI (Energía) Y XUE (Sangre)

Todo esto hace:

NORMAL LA FISIOLOGÍA. PLENO EL ESPÍRITU SÓLIDA LA SALUD

Confucio mencionaba: «La gran Virtud prolonga la vida» (Justo medio). Quien cultive la Virtud lo mismo que la salud llegará a «estar en el paraíso de la benevolencia y la longevidad.

SIENDO ABNEGADO Y DESPREOCUPADO:

- Si la persona no tiene preocupación, el CHI (Energía) verdadero fluye y el Espíritu se conserva. Así no hay por donde invada la enfermedad._(Nei Ching). Amor frustrado, muerte de un ser querido, fracaso en un empeño: fuertes decepciones, NO TOMAR DEMASIADO EN SERIO, si no se abatirá el ánimo y habrá quejas e irritación a cada rato. A la larga, acorta la vida.

۞ Desinterés por el rango y el beneficio junto con la tranquilidad y el contentamiento, puede amenizar las emociones, traer paz con todos, estabilizar el ánimo y elevar el Espíritu. *ZANG FU* (Órganos y Vísceras) funcionan en armonía. Y los mecanismos del *CHI* (Energía) se mantienen ágiles. SALUD.

EJERCIENDO LA AUTORREGULACIÓN SEGÚN DOS PRINCIPIOS

۞ «Mi vida está en mí».
۞ Práctica constante de: Frenar la Ira y la congoja.
۞ Mentalidad amplia. Conforme con lo que hay.

LA SERENIDAD EN EL CORAZÓN Y NO EN EL AMBIENTE DE VIDA

۞ C sereno: sin riesgo aun en situación complicada.
۞ C inquieto: persona sin paz aun viviendo en situación muy amena.

CARTA SOBRE ENTRETENIMIENTO DE LA VEJEZ Y PIEDAD FILIAL
PARA TENER EL CORAZÓN SOSEGADO Y UNA EXISTENCIA PLACENTERA

5 cosas
۞ Sentarse quieto.
۞ Leer en silencio.
۞ Contemplar plantas, ríos, colinas.
۞ Debatir con amigos.
۞ Enseñar a los hijos.

10 justos
۞ Estudiar los clásicos.
۞ Practicar caligrafía.
۞ Sentarse con el Corazón sereno.
۞ Conversar con los amigos.
۞ Beber un poco de vino.
۞ Cultivar bambúes y otras plantas.

- Tocar instrumentos y criar garzas.
- Sahumar y cocer té.
- Subir a la muralla y contemplar la montaña.
- Jugar al ajedrez.

PARA PACIFICAR EL ESPÍRITU Y TENER BUENA SALUD

No perturbarse ante la caída de una montaña ni ante el desbordamiento del río

Para esto:

Darle la cara a la realidad.

Amar la vida con pasión.

Tener aspiraciones firmes.

Portarse con calma ante cualquier cambio. motivo de júbilo o pena.

Siguiendo los métodos descritos se puede llegar a

- La Autorregulación.
- El Ánimo estable.
- Se amenizan los sentimientos.
- Se lleva bien con todo el mundo.
- El Corazón es apacible.
- La Mente es clara.

BIBLIOGRAFÍA

-Dr. Bach, Edward, *Bach por Bach. Obras completas. Escritos florales*, Argentina, Edit. Continente,1993.

-Marié, Eric, *Compendio de Medicina China. Fundamentos, teoría y práctica*, España, Edit. Edaf, , 1998.

-Cañellas, Jordi, *Cuaderno botánico de Flores de Bach. Una guía científica para ver el alma de las plantas a partir de su signatura*, Barcelona, Integral, , 2008.

-Li Ping, *El gran libro de la Medicina China,* España, Edit. Martínez Roca, 2002.

-Dr. Orozco Ricardo *El nuevo manual del diagnóstico diferencial de las Flores de Bach*, Barcelona Edic. El Grano de Mostaza, 2011

-Nhat Hanh Thich *El Sol, mi Corazón. Interdependencia Universo/ Cuerpo,* Buenos Aires, Edit. Era Naciente, 1993.

- Marieges, Francesc *El tao del cambio*, Barcelona, L' Entusiasme, 2009.

-Hua-Ching Ni, *El tao de la vida cotidiana. Una guía para el pleno desarrollo personal*, Barcelona, Edic. Oniro, 2010.

-Beinfield, Harriet y Korngold Efrem *Entre el Cielo y la Tierra. Los cinco elementos en la Medicina China*, Barcelona, Edit. Los Libros de la Liebre de Marzo, 1999.

-Dr. Orozco, Ricardo *Flores de Bach. 38 descripciones dinámicas,* Barcelona Edic. El Grano de Mostaza, 2010

-Dr. OROZCO, Ricardo, *Flores de Bach. Manual de aplicaciones locales,* Barcelona. Índigo Edic. 2003

-CHANCELLOR, Philip, *Flores de Bach. Manual Ilustrado,* Buenos Aires Edic. Lidiun, , 1994.

-Dr. OROZCO, Ricardo, *Flores de Bach. Manual para terapeutas avanzados,* Barcelona Índigo Edic , 1996.

- HUANG DI NEI JING. SO OUENN. *Primera y Segunda parte,* Madrid Mandala Edic.

- *Las Flores de Bach para la Personalidad. Chacras, principios cósmicos y evolución espiritual,* Barcelona, edición del autor, , 2010.

- *Ling Shu (Canon de Acupuntura). Hoang Ti. Nei King,* Madrid Edit. Dilema, 2002.

-MACIOCIA, Giovanni, *Los fundamentos de la Medicina China,* Portugal, Edit. Aneid Press, 2001.

- BARNARD, Julian, *Remedios florales de Bach. Forma y función,* Reino Unido Flower Remedy Program, 2008.

-STERN, Claudia, *Remedios Florales de Bach. Tratado completo para su uso y prescripción,* Buenos Aires, Lugar Edit, 1992.

-SIONNEAU, Philippe, *Troubles psychiques en Médecine Chinoise,* París Edit. Guy Trédaniel, 2004.

-WONG, Eva *Una Guía Taoísta sobre el Arte de Vivir, Lie Tse,* Chile versión de, Edit. Edaf, 2005.

Algunos libros publicados por El Grano de Mostaza

Vivir un Un curso de milagros JON MUNDY, PH.D.
272 páginas, 15 euros ISBN 978-84-938091-5-7

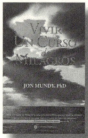

¿Estás tratando de entender más profundamente *Un curso de milagros* y de aplicar sus lecciones a tu vida de cada día?

Jon Mundy te guiará a lo largo del Curso, una obra influyente de estudio espiritual que ha vendido más de dos millones de copias y actualmente puede adquirirse en dieciocho idiomas. En este libro Jon arroja luz sobre las enseñanzas centrales del Curso, permitiéndonos conectar con su sabiduría y llevarla a nuestras vidas.

Anexo a Un curso de milagros FOUNDATION FOR INNER PEACE
96 páginas, 9 euros ISBN 978-84-938091-4-0

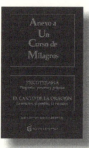

El anexo a *Un curso de milagros* fue dictado a la doctora Helen Schucman poco después de haber acabado de redactar el Curso utilizando el mismo método. El anexo está compuesto por dos obras: *Psicoterapia (Propósito, proceso y práctica)* y *El canto de la oración (La oración, el perdón, la curación)*.

Hemos usado la traducción de Rosa María Wynn.

Amor sin condiciones PAUL FERRINI
160 páginas, 16 euros ISBN 978-84-937274-4-4

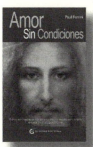

Te he dicho que, por muchas veces que te hayas negado a entrar en el santuario, solo tienes que llamar y la puerta se te abrirá. Te he dicho: «Pide y se te dará», pero te niegas a creerme. Crees que alguien está contando tus pecados, tus momentos de indecisión o terquedad, pero no es verdad. Tú eres el único que cuenta. Hermano, te lo digo: «Deja de contar, deja de fabricar excusas, deja de pretender que la puerta está cerrada. Yo estoy aquí, en el umbral. Tiende tu mano y toma la mía, abriremos la puerta y la cruzaremos juntos». Yo soy la puerta al amor sin condiciones. Cuando la atravieses, tú también serás la puerta.

La desaparición del universo GARY R. RENARD
432 páginas, 19 euros ISBN 978-84-937274-9-9

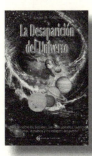

Una nueva edición de este clásico imprescindible para todos aquellos que quieran entender el viaje de retorno a la Fuente. Gracias a esta obra Gary Renard se convirtió en un escritor mundialmente conocido. Este es uno de los mejores títulos de la literatura espiritual de nuestros días.

Flores de Bach 38 descripciones dinámicas DR. R. OROZCO
392 páginas, 22 euros ISBN 978-84-937274-6-8

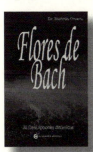

Este trabajo no es un libro más sobre Flores de Bach. Se trata de un verdadero manual de consulta donde, por primera vez, se ofrecen unas descripciones dinámicas de una amplitud y profundidad sorprendentes y esclarecedoras. El Dr. Ricardo Orozco es reconocido a nivel mundial como una de las mayores autoridades en materia de terapia floral de Bach.

Ausencia de felicidad KENNETH WAPNICK, PH.D.
550 páginas, 19 euros ISBN 978-84-937274-3-7

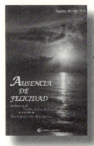

El tema principal de este libro es Helen Schucman, la escriba de *Un curso de milagros*. Desde octubre de 1965 hasta septiembre de 1972, Helen «oyó» la voz de Jesús dictándole el Curso, sin duda, el mensaje espiritual más significativo de nuestro tiempo. No obstante, según se ha pronosticado, la humanidad lo entenderá mayoritariamente dentro de 500 años. La presente obra relata este proceso de canalización dictada, enmarcándolo en el contexto de la búsqueda de Dios que Helen realizó durante toda su vida.

Tu realidad inmortal GARY RENARD
297 páginas, 18 euros ISBN 978-84-937274-0-6

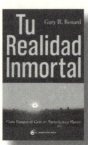

Muchos seres humanos han comenzado a descifrar un código interno de liberación en la obra *La desaparición del universo* de Gary Renard. Hemos tenido que esperar mucho para leer la segunda parte en *Tu realidad inmortal*, traducida al castellano por El Grano de Mostaza. Gary, bajo la tutela y enseñanzas de los Maestros Ascendidos Arten y Pursah, nos facilita el camino. Su sentido del humor, combinado con una profunda sabiduría, nos recuerda que el trabajo de liberación interna puede y debe ser un recordar feliz.

Los 12 pasos del perdón PAUL FERRINI
126 páginas, 14 euros ISBN 978-84-937274-5-1

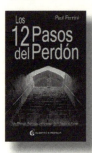

Los 12 pasos del perdón nos ofrece un proceso para poder desaprender nuestra búsqueda egotista de la perfección y descubrir la belleza interna, la guía y la gracia que ya existen en nuestras vidas. Nos permite honrar a todos los demás y establecer límites claros que impidan la manipulación y la dependencia mutua. Y lo que es más importante: nos ayuda a practicar el perdón momento a momento para poder descubrir el lugar de la paz interna.

El criador de luciérnagas MARIO SATZ
173 páginas, 16 euros ISBN 978-84-937274-7-5

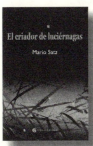

El criador de luciérnagas es un encantador divertimento sobre el arte de envejecer, la longevidad y el inevitable y espontáneo reordenamiento que la memoria humana lleva a cabo para ajustar la última etapa de la vida a eso tan fugaz, voluble y fino que llamamos identidad. Cuando cumple los cien años, el criador de luciérnagas y bailarín de claqué Paul Quicksilver decide dejar el circo en el que ha trabajado más de medio siglo. Para homenajearlo, sus amigos organizan una fiesta y le obsequian un hermoso animal que es mitad cebra y mitad potro. Con él, Paul emprende un viaje a su pueblo natal.

La búsqueda del ser MAHENDRA TEVAR
192 páginas, 16 euros ISBN 978-84-937274-8-2

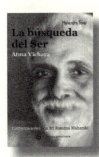

Bhagavan Sri Ramana Maharshi nació el treinta de diciembre de 1879. A los dieciséis años huyó del hogar familiar para refugiarse en la montaña de Arunachala, donde se mantuvo muchos años en silencio y acabó atrayendo numerosos discípulos. Basta contemplar la bondad de su sonrisa para apreciar la serenidad del sabio. En estas conversaciones expone su enseñanza de la autoindagación, vía regia para conocer nuestra verdadera identidad.

Libertad y resolución GANGAJI
121 páginas, 9 euros ISBN 978-84-938091-2-6

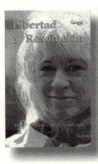

Gangaji es una maestra occidental contemporánea que nos ofrece una curiosa combinación de gracia y valentía, humor y comprensión, simpatía y resolución. Es una «persona como tú», como a ella le gusta definirse.
A través de sus palabras, las enseñanzas y la invitación de sus propios maestros Ramana Maharshi y Papaji nunca han estado tan al alcance de nuestras mentes y corazones. En la madurez de su despertar nos ofrece esta obra en la que nos invita a mirar con valentía dentro de nosotros, a soltar nuestros deseos y apegos, a permanecer vigilantes en el filo viviente de la rendición.

¡SI DESEAS RECIBIR INFORMACIÓN GRATUITA SOBRE NUESTRAS NOVEDADES!

❶ ☎ Llámanos al: +34 934 173 848

o

❷ ☞ Envia un e-mail a:
info@elgranodemostaza.com

o

❸ ☝ Entra en la web:
www. elgranodemostaza.com

o

❹ ✍ Escribe, recorta por la linea de... y envía esta página a:

EDICIONES EL GRANO DE MOSTAZA, S. L.
Carrer de Balmes, 394 ppal. 1a

08022 Barcelona, SPAIN

Nombre

Apellidos

Domicilio

Código Postal

Población

País

Teléfono

E-mail

Medicina China y Flores de Bach

Made in United States
Orlando, FL
18 December 2021

12128692R00164